こうすれば防げる
インプラント周囲炎

著 石川高行・山森翔太

クインテッセンス出版株式会社　2012

Tokyo, Berlin, Chicago, London, Paris, Barcelona, Istanbul, Milano, São Paulo, Moscow, Prague, Warsaw,
Delhi, Beijing, Bucharest, and Singapore

序文

　現在、欠損補綴のオプションとして、インプラント治療が多くの歯科医師によって選択されています。その成功率は90〜100%とうたわれ、もはや歯科医療に欠かせない、安定性のある治療法と考えられています。

　しかし、『口の中(口腔)』という過酷な環境下において、長期安定性をもってインプラント体を維持できるのでしょうか？　例えば人体に住む細菌類、約700種類のうち、約300〜400種類は口腔内に生息しており、感染のリスクに常にさらされています。また、歯を噛みしめる時に発生する力は、体重以上といわれています。さらに、−10℃のアイスクリームから100℃近くのラーメンまで、温度差の大きい食品を日常的に摂取しています。完全な自己である『歯』においても、口腔は過酷そのものであるのに、非自己である『インプラント体』を、果たして長期間、維持できるのでしょうか？

　90%以上の成功率とうたわれているインプラント治療は、インプラント周囲軟組織の出血や腫れ、辺縁骨の吸収(インプラントを支えている骨の喪失)を厳密に評価すると、その約90%のインプラント周囲組織が感染を伴っていると報告されています。インプラント周囲組織が感染を伴い、その支持骨が吸収している状態を『インプラント周囲炎』と呼びます。インプラント治療の成功は、『インプラント周囲炎の克服』といっても、過言はないでしょう。

　インプラント治療は、入れ歯の違和感や噛みにくさ、口臭から解放してくれる素晴らしい治療法であることは間違いありません。ただし、『インプラント周囲炎に罹患しなければ…』、という制約があります。本書は、インプラント周囲炎を予防する治療戦略を解説したものです。インプラント周囲炎に対する、確実な治療法はいまだ存在しません。インプラント周囲炎に罹患しないように施術することが、長期安定性のカギとなります。

　モーステーパージョイントのインプラント体を骨縁下埋入する方法は、いまだ一般的ではありませんが、その戦略こそインプラント治療の未来像と考えます。その戦略を初学者向けに、エビデンスの裏付けを確保しながら、イラストでわかりやすく解説するのが本書の目的です。

　今回、このような試みの本をまとめられたのも、常日頃お世話に

なっている方々のおかげです。本の執筆を押し進めていただいた、アルファタイト・インプラントの株式会社ケンテック社長の林 靖氏。一介のユーザーである私の意見を、常に商品開発に取り上げていただいています。そして、同社担当の駒井啓一氏。学問的な思考法をご教授いただいた恩師、東京医科歯科大学顎関節治療部部長の木野孔司先生。同治療部の頭脳明晰で優しい先輩、東京都台東区開業の佐藤文明先生。インプラント治療の師匠である、埼玉県ふじみ野市開業の師岡通雄先生。デンタルラボエボリューション本田 圭先生。その他多くの方々にこの場をかりて心から感謝の意を表します。

私が勤める石川歯科医院のスタッフの強力な支援もありました。本の共著者である成長著しい山森翔太先生。今では、勝手に弟のように思っています。医院の受付、頼りになる山口美穂さんと笑顔の絶えない嶋田唯圭さん。歯科衛生士、勉強家の主任 筋野広美さん、器用で腕の立つ蓮実弥生さん、頑張り屋で優しい鈴木やよいさん、働き者で実力派の川添香緒里さん、そして医院の立役者であった有若妙子さん。アルバイトの阿部伊吹さん。ありがとうございます。

そして厳しい要求にも、いつも誠実に応えてくれたイラストレイターの林 和貴氏。会社の仕事(スタイグル社社長)で多忙の中、ありがとうございました。あなたがいなければ、この新しい試みを行おうとは思いませんでした。

また、休日を返上して、執筆を支えていただいたクインテッセンス・デンタル・インプラントロジー編集長の山形篤史氏をはじめ、同編集部の松田俊介氏の多大な協力のおかげで、一冊の本になりました。諸氏による絶えざる叱咤激励に、あらためてお礼を申し上げたいです。本当にありがとうございました。

最後に、私事ながら、父である石川修二に感謝の意を表したいです。私が歯学部やその上の大学院に進学したのも、すべて父の勧めがあったからです。時には反発し、喧嘩もしていますが、父と同じ職業を選択し、日々、共に働けることを、心底から感謝しています。本当にありがとうございます。

2012年8月吉日
石川高行

1章　インプラント周囲炎は、対処より予防せよ！

1章 1　インプラント周囲炎に対する確実な治療法はない

- 1-1-1　インプラント周囲炎の診断　　8
- 1-1-2　インプラント周囲炎の治療は、外科治療が有効　　9
- 1-1-3　インプラント周囲炎の外科治療　　10

1章 2　罹患率の高いインプラント周囲組織の疾患

- 1-2-1　インプラント治療の合併症　　12
- 1-2-2　インプラント体の喪失　　13
- 1-2-3　インプラント周囲炎の疫学　　14
- 1-2-4　インプラント周囲炎のリスク因子　　15
- 1-2-5　インプラント周囲炎とインプラント表面性状　　16

2章　インプラント周囲炎に強いインプラントの構造とは？

2章 1　辺縁骨吸収が起こりにくいマクロデザインとは？

- 2-1-1　インプラントのマクロデザインは、主に4種類　　18
- 2-1-2　アバットメントが揺れる　　19
- 2-1-3　モーステーパージョイントの優位性　　20
- 2-1-4　マイクロギャップから辺縁骨を遠ざける方法　　21
- 2-1-5　マイクロギャップから辺縁骨を遠ざければ、骨吸収はしないのか？　　22
- 2-1-6　1ピースインプラントの実験が示すもの　　23
- 2-1-7　インプラント周囲炎発症のロードマップとは？　　24
- 2-1-8　テーパージョイントの骨縁下埋入は、より積極的に辺縁骨吸収を抑制できる　　25
- 2-1-9　理想的なプラットフォーム外縁の傾斜とは？　　26
- 2-1-10　辺縁骨の吸収をより抑制する、理想的なインプラントのマクロデザインとは？　　27

2章 2　インプラント周囲炎が起こりにくいマクロデザインとは？

- 2-2-1　歯周組織とインプラント周囲組織は似ているのか？　　28
- 2-2-2　歯周組織とインプラント周囲組織　　29
- 2-2-3　付着上皮とインプラント周囲上皮　　30
- 2-2-4　嵌合形態で異なるインプラントの生物学的幅径　　31
- 2-2-5　文献で見るインプラントの生物学的幅径　　32
- 2-2-6　周囲結合組織内の炎症性細胞の集積（ICT）と上部構造のフィニッシュライン　　34
- 2-2-7　歯周組織とテーパージョイントの周囲結合組織は類似する　　36
- 2-2-8　周囲結合組織 Zone A と Zone B の組成の差異　　37
- 2-2-9　エクスターナルバットジョイントの周囲結合組織にはプラークに由来するICTとアバットメントICTが存在する　　38
- 2-2-10　インプラント周囲炎と最適プロービング圧　　39
- 2-2-11　粗面処理は諸刃の剣　　40

3章　インプラント周囲炎を予防するための臨床術式

3章 1　インプラント周囲炎を起こさないための埋入深度

- 3-1-1　モーステーパージョイントのインプラント体を骨縁下埋入する　42
- 3-1-2　「ぶらさがるより、乗ってしまえ」コンセプト　43
- 3-1-3　骨縁下埋入の方法　44
- 3-1-4　骨縁下埋入の注意点　45
- 3-1-5　口腔内の状態に合わせた治療法の選択　46
- 3-1-6　ショートインプラント（長さ8㎜以下のインプラント体）を活用する　47
- 3-1-7　侵襲性の高い骨造成術を行わずに、インプラント体の傾きを変えて埋入する　48
- 3-1-8　抜歯直後のインプラント治療　49
- 3-1-9　骨造成術の予知性を向上させる骨縁下埋入　50
- 3-1-10　できるだけ既存骨を利用して、骨造成術の予知性を高める　51
- 3-1-11　角化粘膜の必要性　53
- 3-1-12　インプラントの審美性を向上させる骨縁下埋入　54

3章 2　インプラント周囲炎を起こさないためのアバットメント形態および上部構造

- 3-2-1　インプラント周囲炎が起こりにくいカスタムアバットメント使用の勧め　56
- 3-2-2　インプラント周囲炎が起こりにくいアバットメントの材質　58
- 3-2-3　上部構造のフィニッシュラインを歯肉縁下1.0mm以内に設定する　60
- 3-2-4　エマージェンスアングルおよびトランジショナルカントゥアをアンダーもしくはストレートにする　62
- 3-2-5　アバットメントの取り外しによるインプラント周囲組織の変化　63
- 3-2-6　カスタムアバットメント作製の技工工程　64
- 3-2-7　上部構造の維持方法　65
- 3-2-8　合着セメントの遁路の設定　66
- 3-2-9　天然歯修復とインプラントの上部構造のサブジンジバルカントゥアの違い　67
- 3-2-10　上部構造の連結とコンタクトポイントの設定について　68

インプラント周囲炎を防止するための参考文献集　70
インプラント周囲炎を防止するためのキーワード　74

著者一覧

石川高行（医療法人修順会 石川歯科医院勤務、東京医科歯科大学大学院
医歯学総合研究科 顎関節咬合学講座 非常勤講師）

山森翔太（医療法人修順会 石川歯科医院勤務）

1章

インプラント周囲炎は、対処より予防せよ！

1章1 インプラント周囲炎に対する確実な治療法はない 8

1章2 罹患率の高いインプラント周囲組織の疾患 12

1-1-1　インプラント周囲炎の診断

　インプラント周囲炎（peri-implantitis）はインプラント周囲組織の慢性感染症であり、支持骨の吸収を伴う疾患です。周囲軟組織の腫れ、発赤を呈し、プロービング時の出血や排膿を生じます。その病態は、慢性の歯周病と類似しています。

　また、インプラント周囲炎の前病変として、インプラント周囲粘膜炎（peri-implant mucositis）があります。周囲粘膜炎は支持骨の吸収を伴わない可逆性な疾患で、周囲軟組織に限局した感染です。

　インプラント周囲炎の診断指標（**図1-1-1**）として、特に重要な指標は、X線写真による辺縁骨の検索です。メインテナンス時に、デンタルX線写真を撮影し、経時的な辺縁骨骨頂部の変化を観察することが肝要です（The 6th European Workshop on Periodontology、2008年）。

　インプラント周囲組織のプロービングについては、その行為そのものに否定的な考えが存在しますが、歯周組織で行うより弱いプロービング圧（0.2～0.25N；約20～25g）で行えば、インプラント周囲組織のモニタリングとして活用できます（Mombelli A. et al. Clin Oral Implants Res 1997;8(6):448-454）。

インプラント周囲炎の診断指標

1. デンタルプラークの蓄積
2. 周囲軟組織の状態（腫れ、発赤）
3. プロービングの深さ
4. プロービング時の出血（Bleeding on Probing；BoP）
5. プロービング時の排膿
6. インプラント周囲溝滲出液の分析
7. インプラント体の動揺
8. X線写真による評価（インプラント辺縁骨吸収の度合い）

1 2 3 4 8 は特に診断に有用な指標

The 6th European Workshop on Periodontology のコンセンサス・リポート（2008年）より、引用・改変

図1-1-1　インプラント周囲炎は、支持骨の喪失を伴う点で、インプラント周囲粘膜炎と異なる。

1-1-2　インプラント周囲炎の治療は、外科治療が有効

　インプラント周囲組織疾患の治療について、累積的防御療法（CIST、Mombelli&Lang 1998年）がよく知られています（**図1-1-2**）。このプログラムは、ITIインプラントシステム（インターナルテーパージョイント）の治療を中心に考えられていますが、すべてのインプラントシステムに応用可能です。

　CISTによると、インプラント周囲粘膜炎の段階では、周囲ポケットの洗浄など非外科治療が有効です。インプラント周囲組織の炎症は感染によるので、早期発見、早期治療が重要です。特にデンタルX線写真上、辺縁骨の吸収が2mm以上認められる場合は、非外科治療より、外科治療を第一選択肢にすべきです（Schwarzら2006年、Renvertら2009年）。

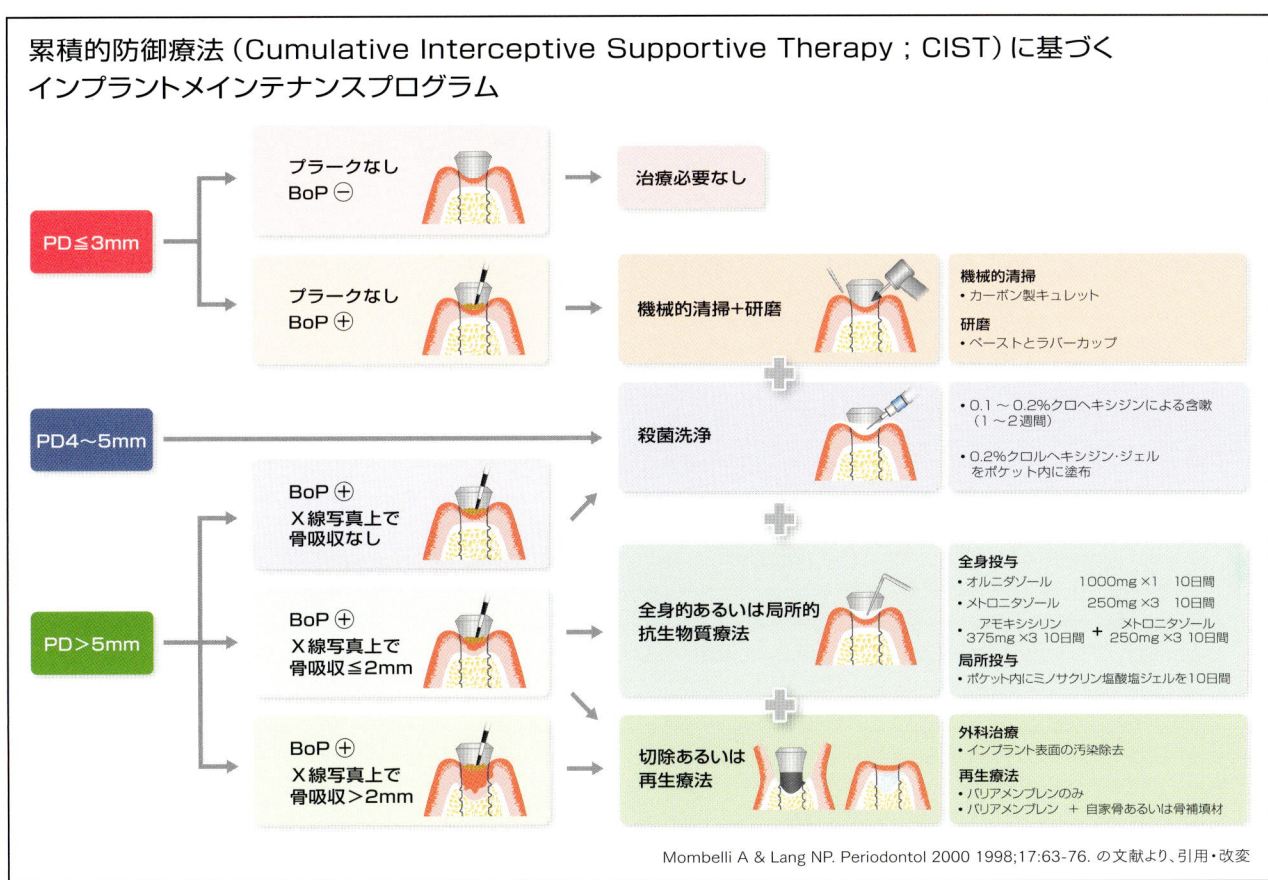

図1-1-2　全身的な抗生物質の投与など効果がいまだに明らかでない治療法も含まれている。

1-1-3　インプラント周囲炎の外科治療

インプラント周囲炎の外科治療は、インプラント体表面の汚染除去（デブライドメント）が主目的です（**図1-1-3a**）。さらに粗面処理を施してあるインプラント体表面は、回転器具を用いて、スクリュー（ネジ山）を含め、なるべく平坦にすべきです（Implantoplasty；インプラント表面整形術）。

これは、感染したインプラント体表面を外科的に洗浄したとしても、インプラント体表面に再びオッセオインテグレーションが生じるとは考えにくく、さらにはインプラント体表面の複雑な形状は、再び汚染を生じやすいからです。

インプラント体表面の汚染を徹底的に除去した時点で、辺縁骨の再生治療を行うか判断します。辺縁骨の吸収形態に応じて、治療法を選択するのが妥当です（**図1-1-3b、c**）。しかし、たとえ骨形態が再生療法に適していたとしても、造られた骨様組織とインプラント体が再オッセオインテグレーションするかは不明です。

インプラント辺縁骨が垂直的に骨吸収している症例や頬側の辺縁骨が大きく裂開している症例は、再生療法がきわめて困難です（Schwarz et al. J Clin Periodontol 2010;37(5):449-455）。X線写真において、残存支持骨（remained supporting bone；RSB）がインプラント体の長さに比べ半分以下になった場合、残存骨の形態を考慮し、**図1-1-3d**の症例が示しているように、汚染されたインプラント体を積極的に除去し、再埋入を考慮します。

インプラント周囲炎の一般的な外科治療の流れ

治療前に10日間内服　　①アモキシシリン　375mg×3　　②メトロニタゾール　250mg×3

↓

上部構造とアバットメントを外し、粘膜骨膜弁を開く。　インプラント周囲溝の肉芽組織を切除。

↓

インプラント汚染表面を露出し、カーボン製キュレットや超音波スケーラーを用いてデブライドメント

オプション
- エアーパウダー研磨（β-TCP顆粒などを吹きつける）
- Er:YAGレーザー（Nd:YAGレーザーと半導体レーザーは、チタン表面の熱傷害を生じるので禁忌）
- CO_2レーザー（有効性を認める報告が多い）

↓

インプラント表面を0.1%クロルヘキシジンと生理食塩水のガーゼによる交互洗浄

オプション　　・ミノサイクリン塩酸塩粉末にて洗浄

↓

骨欠損形態を見分けて再生療法を併用するか決める（**図1-1-3b、cへ**）

↓

ヒーリングキャップを装着し、インプラント体を粘膜骨膜弁下に縫合

図1-1-3a　インプラント周囲炎の治療は、非外科治療のみでは効果的でなく、インプラント表面の感染物質除去が必要である。

1章1　インプラント周囲炎に対する確実な治療法はない

図1-1-3b、c　インプラント周囲炎の再生療法の適応は、原則的には3壁性骨欠損である。

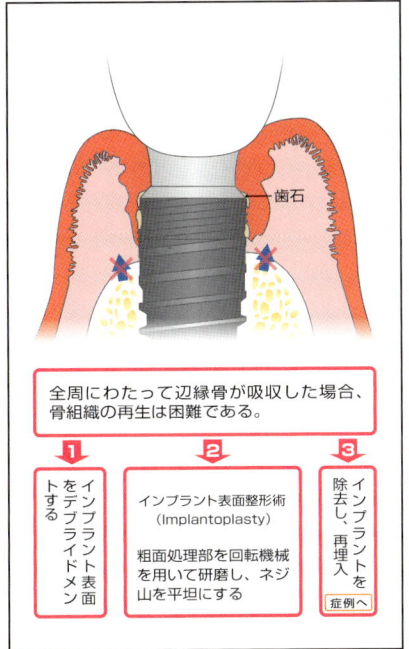
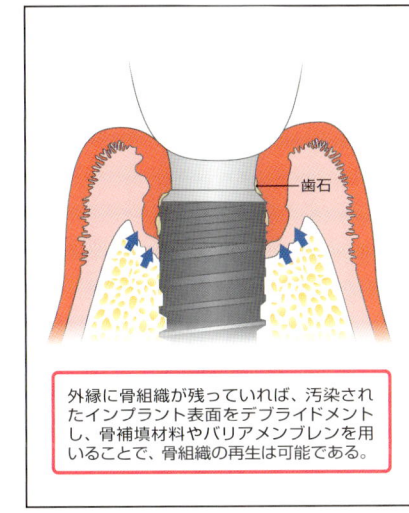

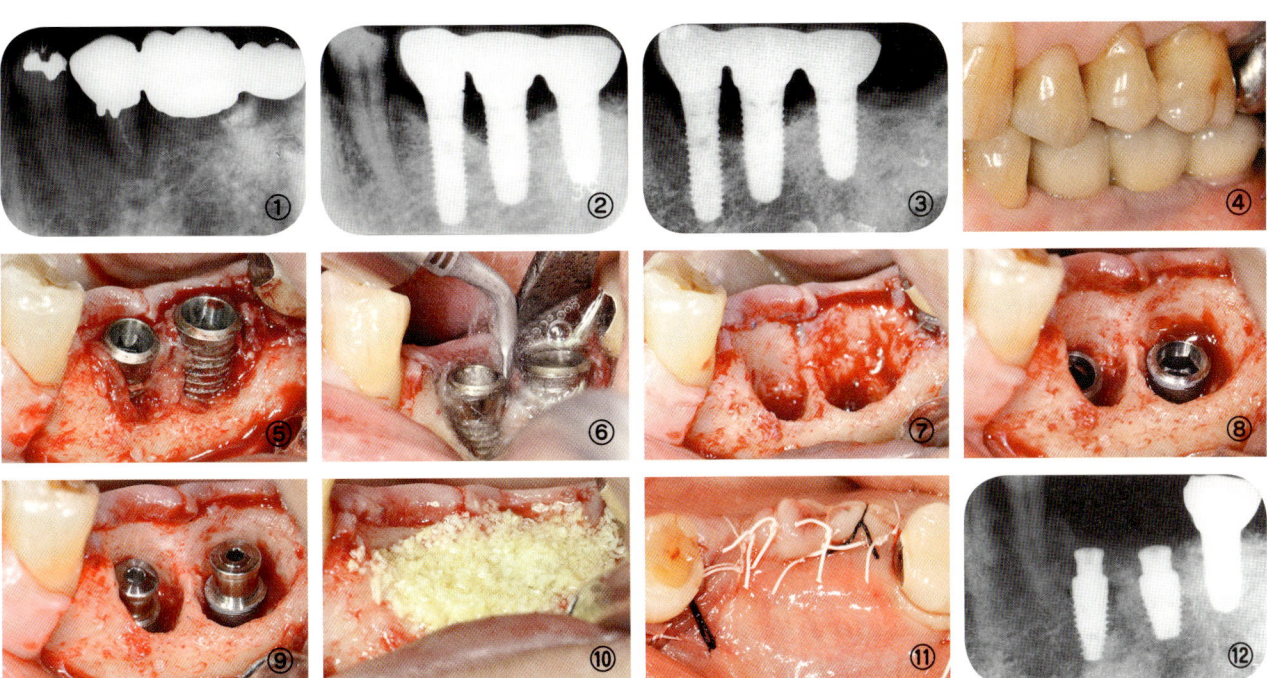

図1-1-3d①～⑫　本症例は、埋入から7年後にプロービング時(②、③)の出血、排膿を呈し、プロービング深さ7mm以上で、デンタルX線写真では5mmの骨吸収を示した。|5 6部インプラント周囲炎と診断し、外科治療を施したところ、辺縁骨の吸収はベースライン(埋入時の辺縁骨骨頂)より7mm以上に及び、その吸収形態は垂直的で、全周に及んでいた(⑤)。そこで、インプラント表面の汚染除去と再生療法は困難と考え、インプラント体をピエゾサージェリーにて抜去し(⑥)、新たにモーステーパージョイントのインプラント体を骨縁下埋入した(⑧～⑫)。

　Serinoら(2011年)によると、X線写真上、ベースラインより2mm以上辺縁骨の吸収があり、インプラント周囲炎に罹患した86本のインプラント体に外科治療を採用した結果、3ヵ月後に7本のインプラント体を除去することになり(治療前より7mm以上の骨吸収があった)、さらに2年後には、すべて2mm以上の骨吸収があった。また、29本のインプラント体はプロービング深さ4mm以上とプロービング時に出血、排膿していた。つまり、全86本中36本(42%)のインプラント体に、外科治療の有効性が認められなかった。

1-2-1　インプラント治療の合併症

　インプラント治療の成功率は20年間で90～95%といわれていますが（Lekholmら2006年、Astrandら2008年、Kim 2008年）、上部構造装着後に、多くの合併症が発生します。そのなかでも、インプラント周囲組織疾患（インプラント周囲粘膜炎、インプラント周囲炎）は高い割合で生じます（**図1-2-1a**）。

　図1-2-1bは、インプラント合併症の5年累積罹患率です。治療開始時より5年間が経過した時点で、合併症を生じている割合を示すものです。

　例えば、上部構造を装着5年後、2mm以上の辺縁骨の吸収を生じているインプラント体はおよそ6%で、それと同時に、周囲軟組織の合併症もおよそ10%生じるという意味です。

　インプラント治療の生存率は、たしかに90%を超える高い確率なのかもしれませんが、そのなかには、インプラント周囲炎を併発しながら機能しているものも少なくないのです。

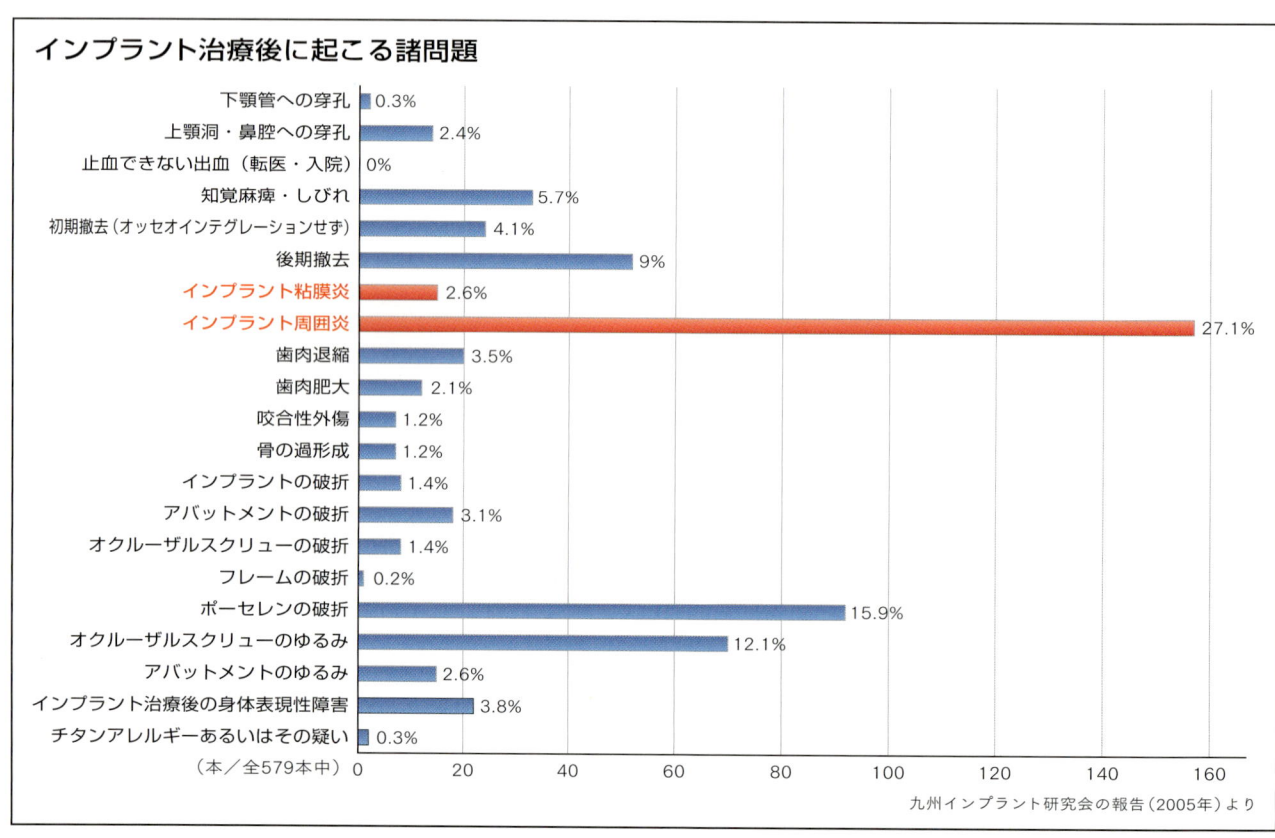

図1-2-1a　インプラント治療の合併症のなかでも、インプラント周囲炎は高い割合を占める。

図1-2-1b　時間軸を考慮に入れると、インプラント周囲炎の発症率はさらに具体化する。

1-2-2　インプラント体の喪失

　Espositoら（1998年）によると、Brånemarkシステム（表面：機械処理、嵌合：エクスターナルバットジョイント）のインプラント体の喪失は、インプラント表面が機械処理であったため、咬合負荷前にもっとも多く発生しています（**図1-2-2**）。しかし、オッセオインテグレーション成立後においても、咬合負荷から2年以内に、インプラント体の喪失の約88%が生じます。2年後以降は、全喪失の12%のみになります。

　この結果は、埋入から2年以内に、喪失の兆候が認められず、この期間を合併症なく経過できれば、インプラント治療の長期間安定性を達成できるかもしれないことを示しています。

	インプラント総数	喪失本数	咬合負荷前（早発性喪失）	咬合負荷1年	咬合負荷2年	咬合負荷3年	咬合負荷4年	咬合負荷5年以上
総数	3,013本	259本	121本	62本	45本	16本	5本	10本
	100%	8.6%	4.0%			4.5%		
骨造成群	201本	43本	22本	10本	4本	3本	2本	2本
	100%	21.0%	11.0%			10.4%		
骨造成を除いた群	2,812本	216本	99本	52本	41本	13本	3本	8本
	100%	7.7%	3.5%			4.1%		
上顎に埋入した群	1,528本	155本	63本	46本	29本	11本	2本	4本
	100%	10.1%	4.1%			6.0%		
下顎に埋入した群	1,284本	61本	36本	6本	12本	2本	1本	4本
	100%	4.8%	2.8%			1.9%		

図1-2-2a　インプラント体の喪失率は上顎に埋入されたインプラント体や骨造成を併用したインプラント体において高い傾向が見られる。

Brånemarkシステム（エクスターナルバットジョイント）の喪失時期

インプラント総数	喪失本数	咬合負荷2年間	咬合負荷3年以上
3,013本	259本	228本（咬合負荷前の喪失121本）	31本
100%	8.6%	7.6%（咬合負荷前の喪失4.0%）	1.0%

インプラント体の喪失の88%は、上部構造装着後2年間で生じる

Esposito M et al. Eur J Oral Sci 1998;106(1):527-551.

図1-2-2b　約3,000本という多くの症例数を対象にしている。インプラント体の喪失の多くは上部構造装着後2年間で生じる。

1章 インプラント周囲炎は、対処より予防せよ！

1-2-3　インプラント周囲炎の疫学

　インプラント周囲炎は、インプラント治療の合併症のなかでも、比較的頻回に発生します。合併症のなかで、インプラント周囲炎の位置付けは、遅発性の生物学的合併症となります（図1-2-3a）。

　図1-2-3bは、インプラント周囲組織疾患の有病率を示しています。周囲組織に感染が生じている（プロービング時の出血で評価）割合は、インプラント本数を基準にすると、Roos-Jansåkerらによって75.4％と報告されています。その周囲組織疾患のなかで、インプラント周囲粘膜炎（BoP＋で、辺縁骨の吸収なし）は50.6％、インプラント周囲炎（BoP＋で、辺縁骨の吸収あり）は43.3％のインプラント体が罹患していました。

　これらの報告は、インプラント周囲組織疾患がインプラント治療の合併症において、高頻度に発症していることを示しています。インプラント治療を選択した場合、インプラント周囲炎に対する予防法を考慮して治療に望むべきでしょうし、患者サイドにも治療前にこの事実を確認すべきでしょう。

オッセオインテグレーションコンセプトに基づいたインプラント治療の合併症

生物学的合併症	早発性（咬合負荷前）	オッセオインテグレーションが確立できなかった
	遅発性（咬合負荷後）	オッセオインテグレーションの確立を維持できなかった（インプラント周囲炎）　←本書では、予防法を考察
力学的合併症		インプラント体、アバットメントスクリュー、ブリッジの連結部の破折など
医原性合併症		神経損傷、インプラント埋入位置や角度の不正など
患者側合併症		発音、審美性、精神心理学的問題など

Esposite M et al. Eur J Oral Sci 1998;106(1):527-551.

図1-2-3a　インプラント周囲炎は、遅発性（インプラント体に咬合力が負荷した後）に発生する生物学的合併症である。

No.	参考文献	研究デザイン：インプラントシステム 被験者数／インプラント数（機能期間）	インプラント周囲組織の疾患（BoP＋があった）	インプラント周囲粘膜炎	インプラント周囲炎
1	Schellerら（1998）	前向きコホート研究：Brånemark 57名/59本（5年間）	インプラント本数の24％	—	—
2	Polizziら（2000）	前向きコホート研究：Brånemark 86名/163本（5年間）	インプラント本数の27.3％	—	—
3	Baelum & Ellegaard（2004）	前向きコホート研究：Astra and ITI 140名/244本（5年経過時点で）140名/211本（10年経過時点で）	インプラント本数の45.5〜51.0％（5年）インプラント本数の69.5〜90.5％（10年）	—	—
4	Karoussis（2004）& Brägger（2005）	前向きコホート研究：89名/153本 ITI（hollowタイプ）スクリュー型・シリンダー型	—	—	インプラント本数の15.4〜15.7％
5	Franssonら（2005, 2008）	横断調査：Brånemark 662名/3,413本（5〜20年間）	被験者人数の100％／インプラント本数が92％	—	被験者人数の27.8％ インプラント本数の12.4％
6	Roos-Jansåkerら（2006）Renvertら（2007）	横断調査：Brånemark 216名/987本	インプラント本数の75.4％	被験者人数の79.2％／インプラント本数の50.6％	被験者人数の55.6〜77.4％／インプラント本数の43.3％

↓ インプラント周囲組織の24〜92％が感染している
↓ インプラント周囲組織の約半数がインプラント周囲粘膜炎に罹患している
↓ インプラント周囲組織の12〜43％がインプラント周囲炎に罹患している

Zitzmann NU, Berglundh T. J Clin Periodontol 2008;35(8 Suppl):286-291.

図1-2-3b　インプラント周囲疾患の有病率（ある一時点での疾患の頻度）。インプラント周囲炎の有病率は12〜43％と高頻度である。

1-2-4 インプラント周囲炎のリスク因子

　図1-2-4aは、インプラント周囲炎のリスク因子を局所的因子と全身的因子に分けて、まとめたものです。

　さらに、各リスク因子間の重み付けをしたのが、Heitz-Mayfieldらのシステマティックレビュー(あるテーマに関して一定の基準を満たした質の高い臨床研究を集め、そのデータを統合して総合評価の結果をまとめた文献)です(図1-2-4b)。

　特に、粗末な口腔清掃(poor oral hygiene)、喫煙(smoking)、歯周疾患の既往(history of periodontitis)は、エビデンスの存在するリスク因子として、重視しています。

　これらのリスク因子は、すべて後ろ向き研究(過去にさかのぼって調査する手法)の統計デザインで分析され、多変量解析であるロジスティック回帰分析を用い、リスクの重み付けがなされています。多くの因子の中でも、これらは特に注意が必要で、存在を確認した場合は、早急な改善が望まれます。

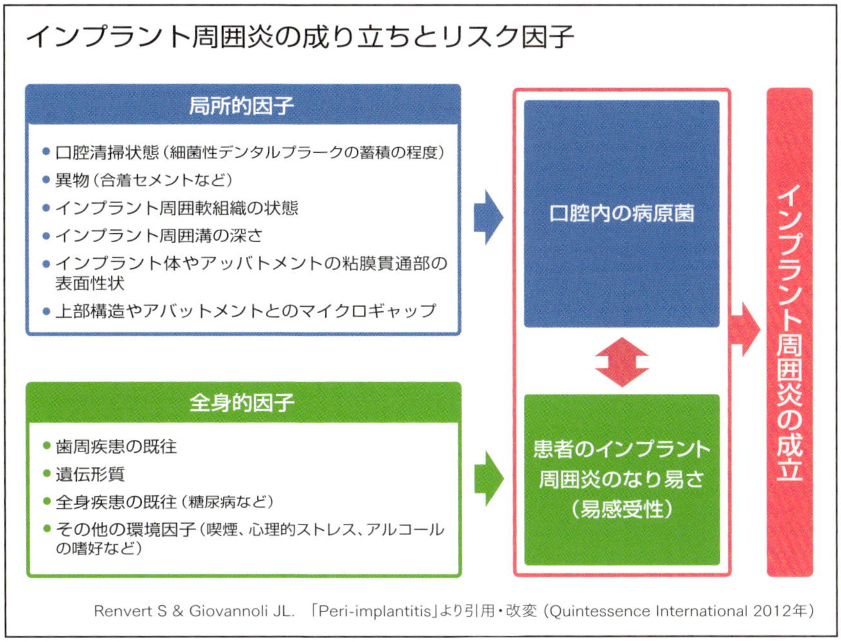

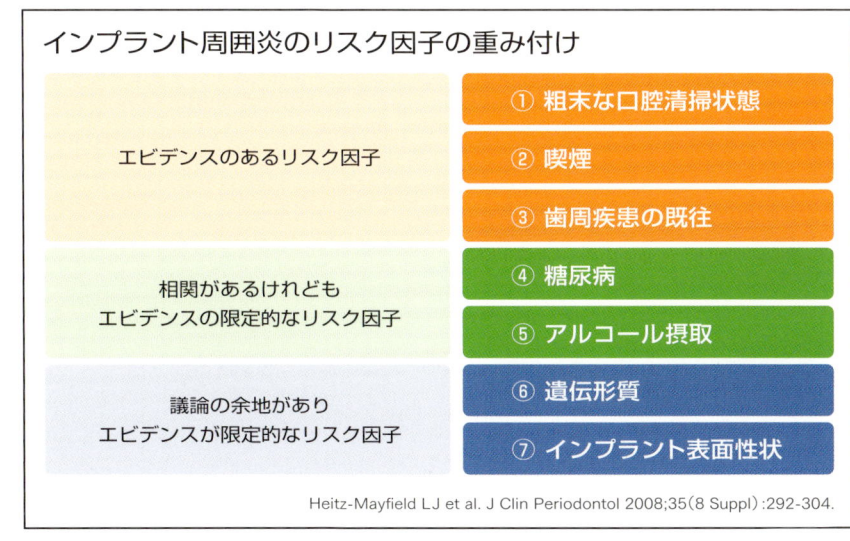

図1-2-4a　局所因子と全身的因子の関係性とインプラント周囲炎の成り立ちを示す。

図1-2-4b　インプラント周囲炎のエビデンスのあるリスク因子は、口腔清掃状態、喫煙、歯周疾患の既往である。

1-2-5　インプラント周囲炎とインプラント表面性状

　Heitz-Mayfieldらによって、インプラント体の表面性状は、議論の余地がありエビデンスが限定的なリスク因子とされています。

　しかし、辺縁骨の吸収により粗面表面が露出した場合、バイオフィルム（細菌性デンタルプラーク）が蓄積します。その結果、インプラント周囲組織疾患を惹起しやすい環境が生じてしまうのです。

　1,000本以上の、きわめて症例数の多い臨床統計研究（図1-2-5）では、インプラント体のマクロデザイン（スクリュー形態やアバットメントとの嵌合など）を考慮に入れないとしても、粗面処理を施したインプラント体（ITI system、酸化チタン粒を吹き付けた粗面表面TPS、平均表面粗さSa=2.0μm以上）の出現がインプラント周囲炎の高い有病率に関与しているのではないかと示唆されます。

　現在、ほとんどのインプラントシステムはインプラント体表面に中等度粗面（Sa=1.0〜2.0μm）を採用しています。

　これは、オッセオインテグレーションを生じやすいという点において、中等度粗面がもっとも有効だからです。さらに、2.0μm以上の粗面と比較すれば、中等度粗面はバイオフィルムの蓄積もより少ないのです。

　また、インプラント周囲炎との関連性から、現在、粗面処理自体を見直す傾向があります。皮質骨に接する部位には機械処理面を、そして海綿骨に接する部位には粗面処理面を配するハイブリッド型のマイクロデザインを持つインプラントシステムも市場に提供されています。

　しかし、オッセオインテグレーションをより促しやすい表面性状である粗面処理を否定し、機械処理表面に戻れば、インプラント周囲炎を予防できるのでしょうか。咬合負荷前のインプラント体の喪失が再び問題となるでしょう。これでは、いわゆる「イタチごっこ」の体を成してしまいます。それよりも、粗面処理の恩恵を享受しつつ、インプラント周囲炎を予防できるようなスキームを考えていくべきではないでしょうか。

インプラント喪失時期（システム間の差）

	埋入本数	喪失本数	喪失時期 早発性	喪失時期 遅発性	インプラント周囲炎で除去した本数	咬合負荷した期間
Brånemark System【機械処理】（エクスターナルバットジョイント）	1,600本	104本	48本	56本	3本	2ヵ月間〜10年間
	100%	6.5%	3.0%	3.5%	0.19%	
ITI System【粗面処理】（インターナルテーパージョイント）	1,407本	129本	56本	73本	63本	
	100%	9.1%	4.0%	5.2%	4.5%	

粗面処理のインプラント体にインプラント周囲炎が多い

Esposito M et al. Eur J Oral Sci 1998;106(1):527-551.

図1-2-5　インプラント周囲炎とインプラント体の表面性状の関連性は、多くの研究成果の待たれる論点である。

2章 インプラント周囲炎に強いインプラントの構造とは？

2章1 辺縁骨吸収が起こりにくいマクロデザインとは？ 18

2章2 インプラント周囲炎が起こりにくいマクロデザインとは？ 28

2-1-1　インプラントのマクロデザインは、主に4種類

　接続形態（嵌合）には、エクスターナルコネクション、インターナルコネクション、そしてモーステーパーコネクションの3種類があります。

　図2-1-1を御覧ください。

　アバットメント（青色部分）とインプラント体（灰色部分）の嵌合位置（コネクション）が、外側に存在するのが、エクスターナルコネクションです。

　アバットメント（青色部分）とインプラント体（灰色部分）の嵌合位置が、内側（インターナル）に存在するのが、インターナルコネクションです。

　適合様式には2種類あって、バットジョイントとテーパージョイントがあります。

　特に、テーパージョイントは特徴的で、インプラント内面の傾斜に、押し付けられるようにアバットメントが固定されます。

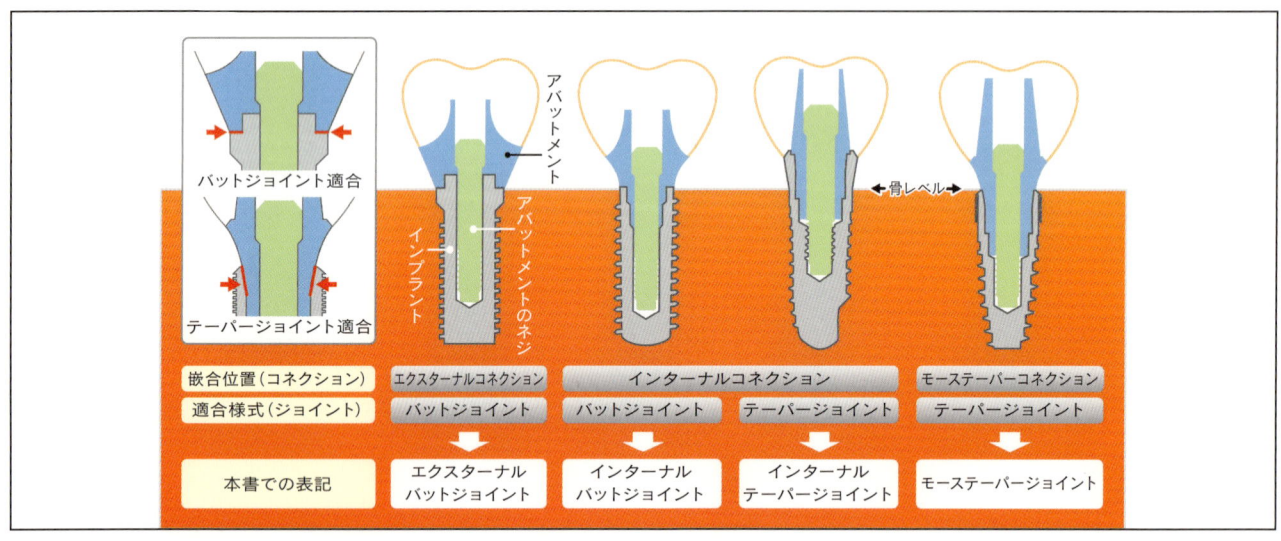

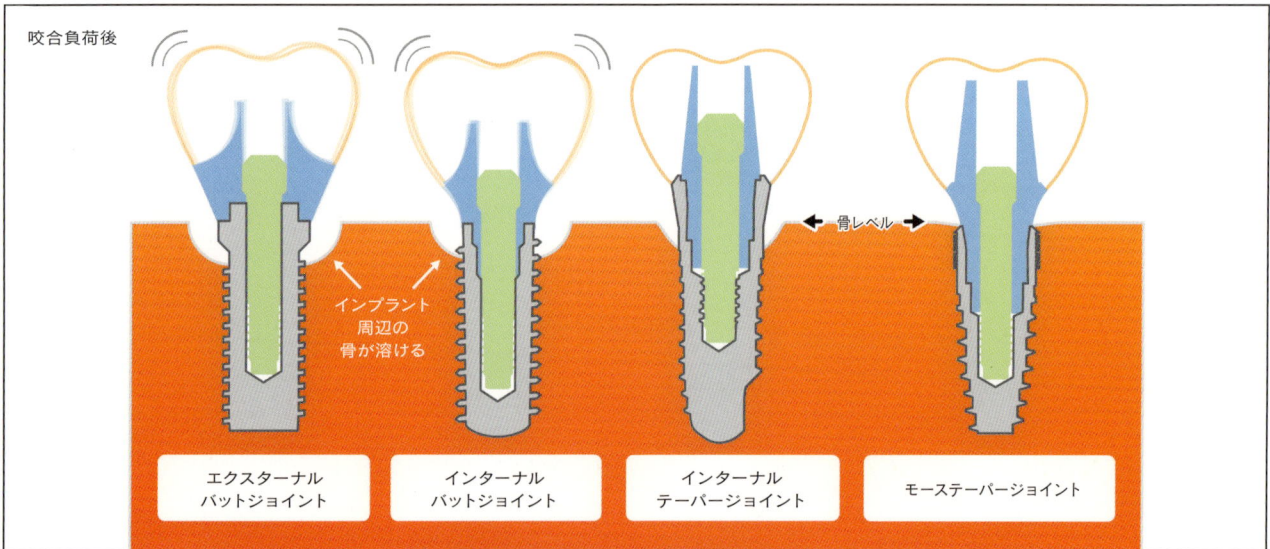

図2-1-1a、b　バットジョイントの適合様式は、アバットメント装着後に咬合負荷が加わると、マイクロギャップを中心にアバットメントのマイクロモーションを生じ、辺縁骨の吸収（さら状骨吸収；saucerization）を生じる(Berglundh et al. J Clin Periodontal 1996;23(10):971-973)。インターナルテーパージョイントとモーステーパージョイントは経時的な骨吸収を生じるのみで、さら状骨吸収を生じない。

2-1-2 アバットメントが揺れる

　インプラントとアバットメントの適合様式によっては、アバットメントが微小に揺れるのです。バットジョイント（エクスターナル・バットジョイントとインターナル・バットジョイント）の適合には、どうしても物理的に避けられないインプラントとアバットメントの間にギャップ（すき間）があります。そのすき間によってマイクロモーション（微小動揺）を生じ、さらには炎症を生じてインプラント周囲の骨（インプラント辺縁骨）が吸収してしまいます（**図2-1-2**）。その範囲は、すき間を中心にして、半径1.5mm のさら円状になります（ソーサライゼーション；saucerization）。

　一方、テーパージョイントの適合は、マイクロモーションを最小限に抑える構造になっており、辺縁骨を吸収することは、ほとんどありません。

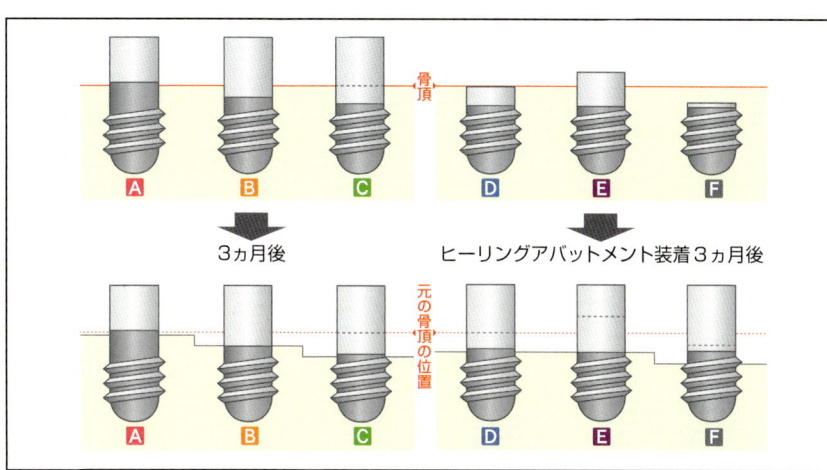

図2-1-2a　インプラント体デザインと辺縁骨の吸収の関連性を示している。生物学的幅径の成立後、AとBのデザインを比較すると、辺縁骨の骨頂は粗面表面付近に位置する。DとFのデザインを比較すると、マイクロギャップと辺縁骨の吸収の関連性が読み取れる。
（Hermann et al. J Periodontol 2000;71(9):1412-1424）

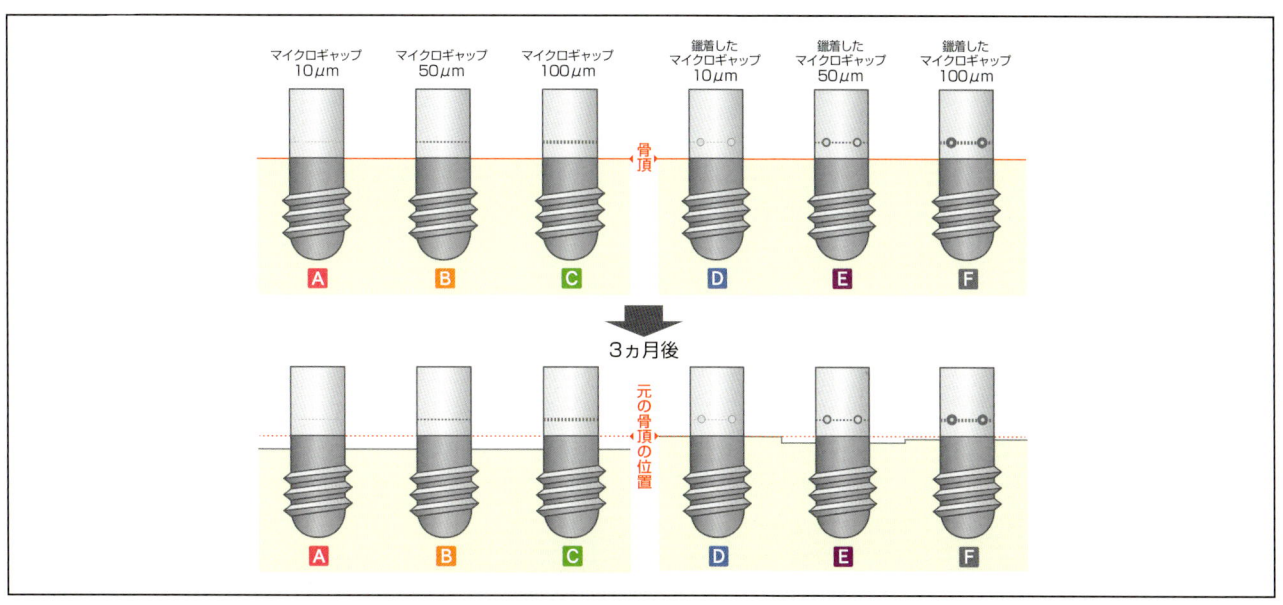

図2-1-2b　AとDはマイクロギャップの大きさ10μm、BとEは50μm、CとFは100μmと設定し、さらにD、E、Fはマイクロギャップを鑞着してアバットメントのマイクロモーションを抑制している。3ヵ月後、辺縁骨骨頂の位置は、マイクロギャップの大きさではなく、マイクロギャップの有無のみに影響された。この実験により、ソーサライゼーションがアバットメントのマイクロモーションによって生じることが立証された。
（Hermann et al. J Periodontol 2001;72(10):1372-1383）

2-1-3 モーステーパージョイントの優位性

　バットジョイントは、インプラント体とアバットメントの間に、どうしても物理的に避けられないマイクロギャップ（微小な隙間）があり、噛む力が加わるとマイクロモーション（微小動揺）を生じます。その動揺により炎症が生じて、インプラント周囲の骨（インプラント辺縁骨）が、すき間を中心として、半径1.5mmの円状に吸収します。

　図2-1-3は、動物実験により、インプラント周囲の骨を組織学的に調べたものです。

　図2-1-3a左がエクスターナルバットジョイントのインプラントで、赤い点がアバットメントとの適合面です。適合面を避けるように、骨が吸収しています。

　一方、**図2-1-3a右**は、モーステーパージョイントのインプラントで、同じように赤い点がアバットメントとの適合面ですが、こちらは適合部を覆うように骨組織が形成されています。

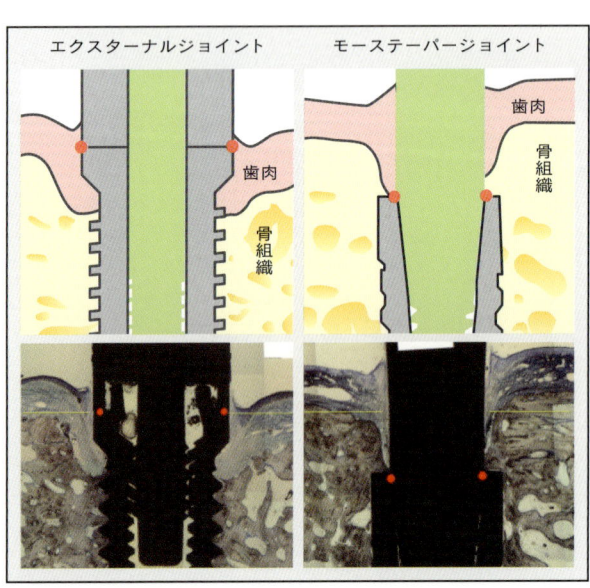

図2-1-3a　Wengらによる、イヌ下顎骨に埋入されたエクスターナルバットジョイント（左）とモーステーパージョイントの組織像（右）。バットジョイントはマイクロギャップ（赤点）を中心にソーサライゼーションを生じているが、テーパージョイントはインプラント体プラットフォーム全体を辺縁骨が覆っている。実験に用いられたモーステーパージョイントのインプラント体は、アンキロスインプラントシステム（Dentsply Sankin社製）で、上部1.5mmが機械処理表面の旧デザインである。インプラント体プラットフォーム外縁部に辺縁骨を乗せてしまうと、機械処理表面であっても、辺縁骨の吸収を抑制できる。（Weng et al. Clin Oral Implants Res 2008;19(11):1141-1147より引用・改変）

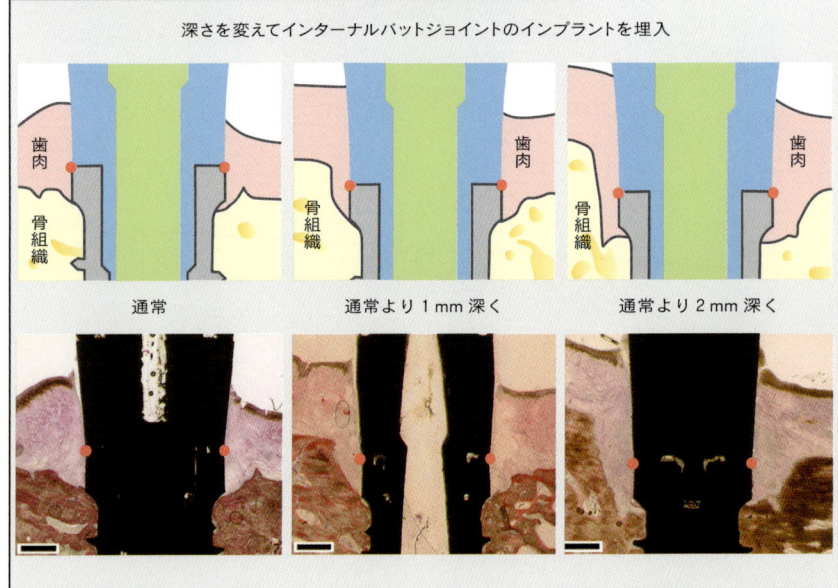

図2-1-3b　インターナルバットジョイントのインプラント体を、イヌ下顎骨に埋入深度を変えた、辺縁骨の吸収の組織像。深く埋入すればするほどマイクロギャップの位置が骨縁下深くに位置し、辺縁骨の吸収は深化する。（Pontes et al. Clin Oral Impl Res 2008;19(5):483-490より引用・改変）

2-1-4 マイクロギャップから辺縁骨を遠ざける方法

バットジョイントの嵌合を持つインプラントシステムは、咬合時には必ずマイクロギャップを中心として約1.5mmの辺縁骨吸収を生じます。骨吸収を避けるためには、マイクロギャップを辺縁骨から1.5mm以上離す方法しかありません。

水平的に離す方法が、いわゆるプラットフォームスイッチング(platform switching)です。プラットフォームスイッチングとは、『アバットメントの直径が、インプラント体プラットフォームの直径より小さい状態』を指す用語です。ちなみに、マイクロギャップから垂直的に辺縁骨を離すのは、インターナルテーパージョイントのインプラントとなります（図2-1-4a）。

マイクロギャップを辺縁骨から遠ざければ、遠ざけるほどに、辺縁骨の吸収量は少なくなります（図2-1-4b）。たしかに、バットジョイントの嵌合を持つインプラント体を用いる場合、プラットフォームスイッチング嵌合を利用すれば、辺縁骨の吸収を抑制できます。しかし、インプラントを埋入する部位は、歯周病などの炎症で支持骨を失った結果、抜歯に至ったわけです。当然、骨幅が狭まっており、大きい直径のインプラント体を埋入できない症例がほとんどなのです。

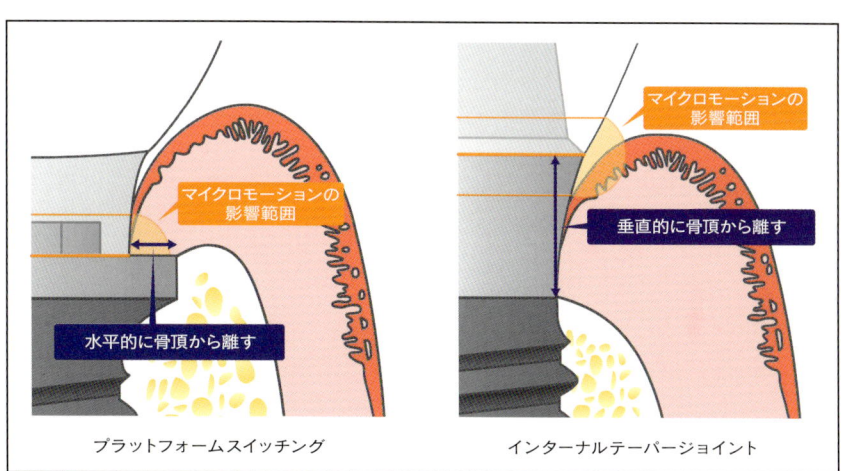

図2-1-4a　アバットメントのマイクロモーションの影響を避けるためには、①マイクロギャップから水平的に辺縁骨骨頂を避ける方法＝プラットフォームスイッチングか②マイクロギャップから垂直的に辺縁骨骨頂を避ける方法＝インターナル・テーパージョイントを用いるしかない。(Lazzara RJ, Porter SS. Int J Periodontics Restorative Dent 2006;26(1):9-17)

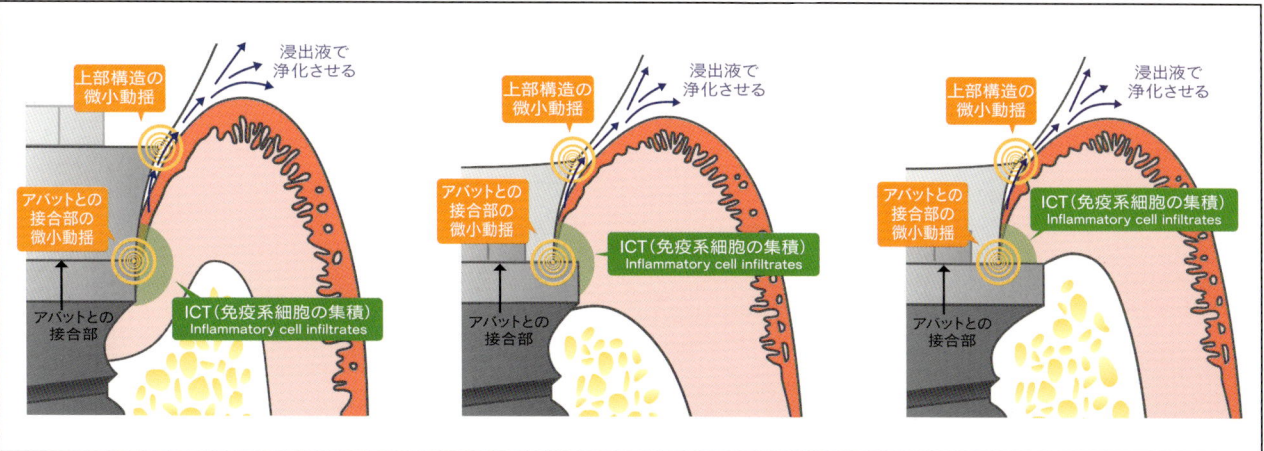

図2-1-4b　プラットフォームスイッチングの原理。マイクロギャップから辺縁骨を遠ざければ遠ざけるほど、辺縁骨の吸収は抑制される。また、プラットフォームの段差で、インプラント周囲上皮の下方への伸長が止まる。

2-1-5 マイクロギャップから辺縁骨を遠ざければ、骨吸収はしないのか？

図2-1-5aは、エクスターナルバットジョイントとインターナルテーパージョイントの辺縁骨吸収の経時的な変化を、また**図2-1-5b**はエクスターナルバットジョイントとモーステーパージョイントの辺縁骨の吸収の経時的な変化を示しています。

エクスターナルバットジョイントのインプラントは、アバットメント装着直後より咬合負荷が加わって、ソーサライゼーションを生じるので、1.5〜2.0mmの吸収を生じています。しかし、マイクロギャップが辺縁骨から垂直的に離れているインターナルテーパージョイントも、マイクロジャップのないモーステーパージョイントのインプラントも、1.0mm以上の辺縁骨の吸収が生じています。

この事実は、マイクロギャップを辺縁骨から遠ざけるだけでは、辺縁骨の吸収を完全には抑制できないことを示しています。

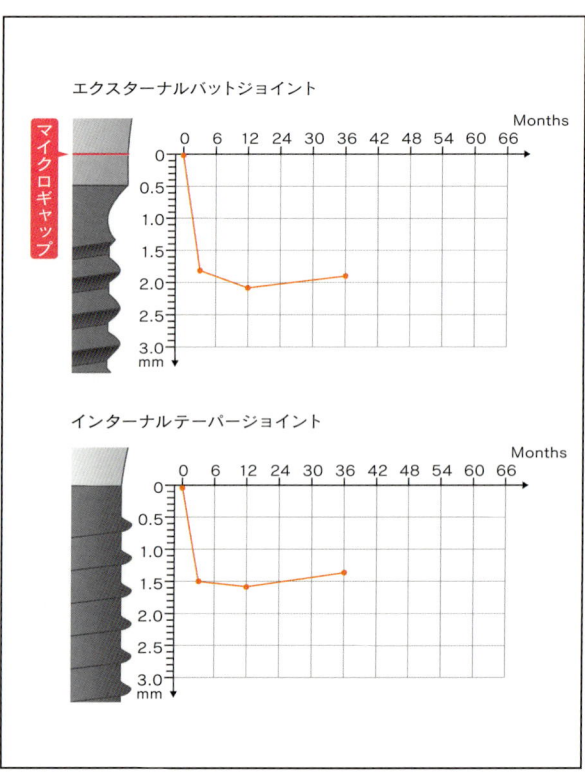

図2-1-5a マイクロギャップのないインターナルテーパージョイントでも、アバットメント装着直後から辺縁骨の吸収を生じる。これは、バットジョイント適合のように、ソーサライゼーションの結果ではなく、アバットメントを交換することによるインプラント周囲上皮の下方伸長の結果だと考えられる。（Åstrand P et al. Clinical Implant Dentistry and Related Reseach. 2004;6(3):130-141）

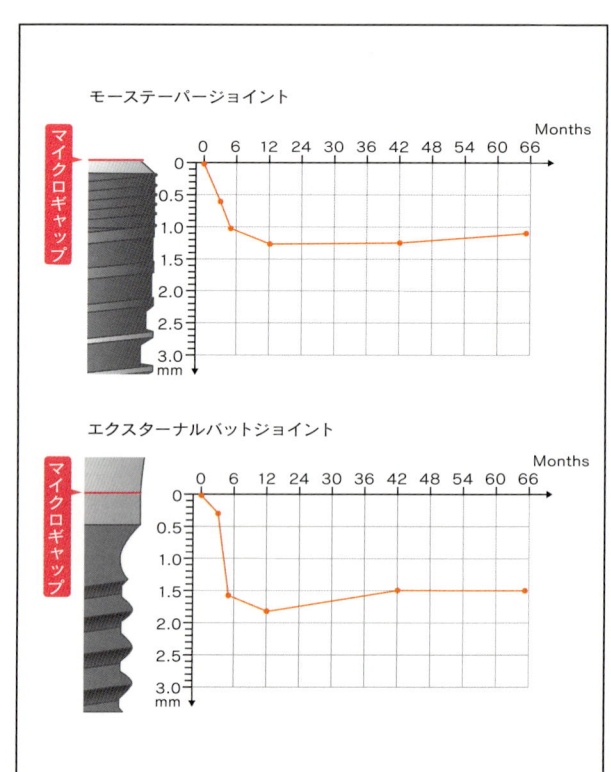

図2-1-5b アバットメント装着直後のモーステーパージョイントの辺縁骨の吸収も、周囲上皮の下方伸長の結果だと考えられる。（Åstrand P et al. Clin Oral Impl Res 2004;15(4):413-420）

2-1-6　1ピースインプラントの実験が示すもの

インプラント体とアバットメントが別々な部品で構成されているデザインのインプラントを『2ピースインプラント』と呼びます。

また、インプラント体とアバットメントが一体化しているデザインのインプラントを『1ピースインプラント』と呼びます。

図2-1-6aは、3種類のマクロデザインを持つ1ピースインプラントを各10本ずつ、イヌの下顎骨に埋入し、6ヵ月後に辺縁骨の吸収を検索した実験です。A、B、Cすべてのインプラント体に、マイクロギャップが存在しません。しかし、デザインBの辺縁骨の吸収量は平均0.03mm（標準偏差 ±0.32）であり、A（0.54±0.20mm）とC（0.37±0.62mm）より有意（P<0.05）に少ないです。ちなみに、Bのデザインの特徴は、辺縁骨が凹み部に乗れる構造です。

この結果を考えると、辺縁骨が凹み部に乗れる構造であったのでデザインBの1ピースインプラントは辺縁骨吸収がより少なかったのであろうと想像できます（**図2-1-6b**）。

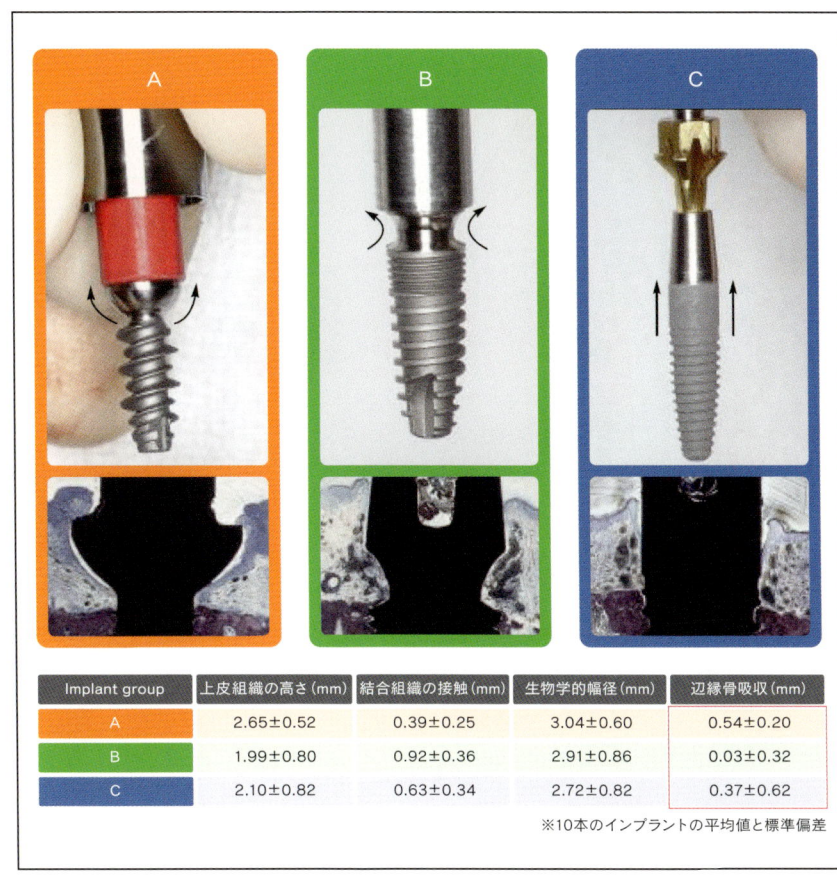

図2-1-6a、b　マイクロギャップの存在しない1ピースインプラントを用いても、辺縁骨の吸収は生じてしまう。辺縁骨の吸収を引き起こさないためには、Bタイプのデザインのように、辺縁骨を乗せてしまうようなデザインが必要である。Bタイプとその他のデザインでは、辺縁骨の吸収量が一桁少ない。（Kim et al. Int J Oral Maxillofac Implants 2010;25(2):309-314）

Implant group	上皮組織の高さ(mm)	結合組織の接触(mm)	生物学的幅径(mm)	辺縁骨吸収(mm)
A	2.65±0.52	0.39±0.25	3.04±0.60	0.54±0.20
B	1.99±0.80	0.92±0.36	2.91±0.86	0.03±0.32
C	2.10±0.82	0.63±0.34	2.72±0.82	0.37±0.62

※10本のインプラントの平均値と標準偏差

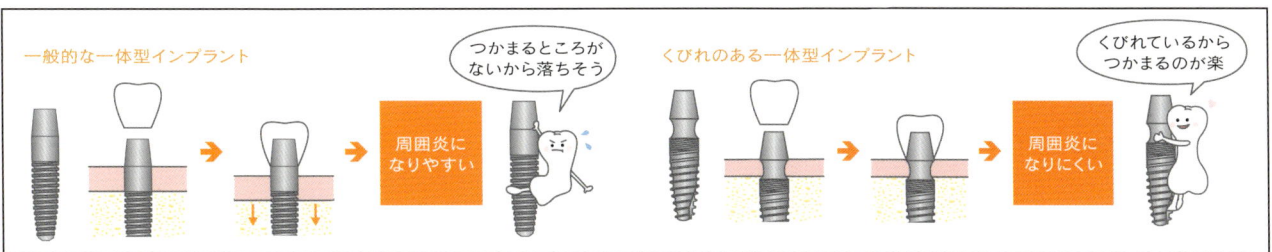

2-1-7　インプラント周囲炎発症のロードマップとは？

　現在、歯周病はバイオフィルム（細菌性プラーク）により引き起こされる感染症であり、歯周病原性細菌の感染力と宿主の免疫力の均衡が破綻した際に、歯周組織の破壊が引き起こされると、一般的に理解されています。

　一方、バットジョイント嵌合のインプラントシステムを用いた場合、アバットメント装着初期、辺縁骨にソーサライゼーションを生じます。その結果、付着がないと思われるインプラント周囲結合組織と粗面表面が接します。口腔清掃を怠ってバイオフィルムが付着し、歯周病原性細菌の感染力と宿主の免疫力の均衡が崩れた時、歯周病と同様に付着のない粗面表面にバイオフィルムが付着してインプラント周囲炎へと移行します（図2-1-7a）。

　リポ多糖類（Lipopolysaccharide；LPS）は歯周病原性グラム陰性嫌気性菌の外膜を構成する成分であり、免疫応答を引き起こすことによって、破骨細胞を誘導し、インプラント辺縁骨は吸収します（図2-1-7b）。

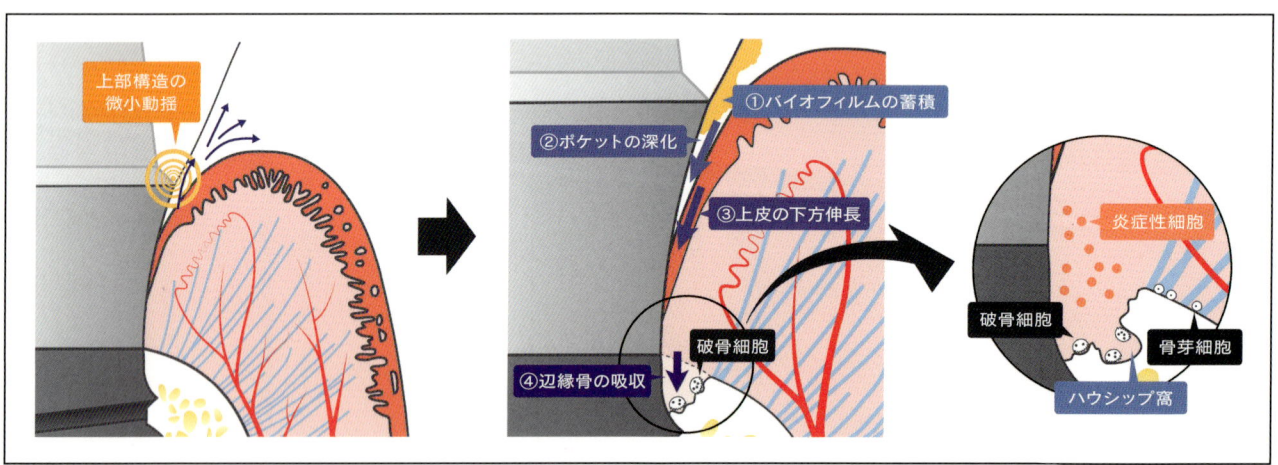

図2-1-7a　インプラント周囲組織への感染初期は、インプラント周囲上皮の側方への増殖を生じるが、下方へは増殖しない。そのまま感染が改善されなければ、周囲上皮の下方伸長を生じ、周囲結合組織の破壊をきたし、最終的には辺縁骨の吸収に至る。

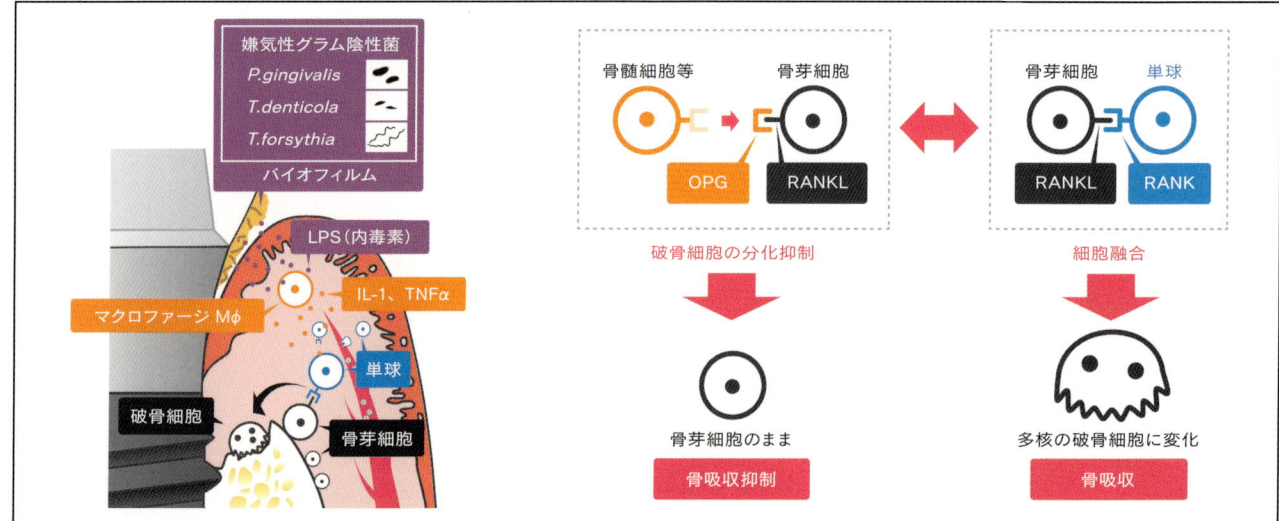

図2-1-7b　リポ多糖類（Lipopolysaccharide；LPS）は歯周病原性グラム陰性嫌気性菌の外膜を構成する成分であり、免疫応答を引き起こすことによって、破骨細胞を誘導し、インプラント辺縁骨が吸収される。

2-1-8 テーパージョイントの骨縁下埋入は、より積極的に辺縁骨吸収を抑制できる

　バットジョイントのインプラントは、アバットメントとの適合部のマイクロギャップとマイクロモーションの関係から、辺縁骨のソーサライゼーションを生じますが、テーパージョイントの適合部にはマイクロギャップが存在しないので、辺縁骨の吸収を生じません。

　もしテーパージョイントのインプラントプラットフォームを骨縁下より深く埋入し、プラットフォーム外縁に骨組織を乗せることができたら、辺縁骨の吸収を積極的に抑制できるのではないでしょうか。テーパージョイントのインプラントプラットフォームの外縁に、辺縁骨が乗っている状態を築くのです（図2-1-8）。辺縁骨をプラットフォーム上に乗せてしまうことで、辺縁骨の吸収のより少ない、安定したインプラント周囲組織が構築されるでしょう。

　テーパージョイントの適合を持つインプラントを骨縁下に埋入することで、粗面処理部が口腔内に曝露し、さらには感染を生じてしまい、インプラント周囲炎に進行するのを積極的に抑制することができるのです。

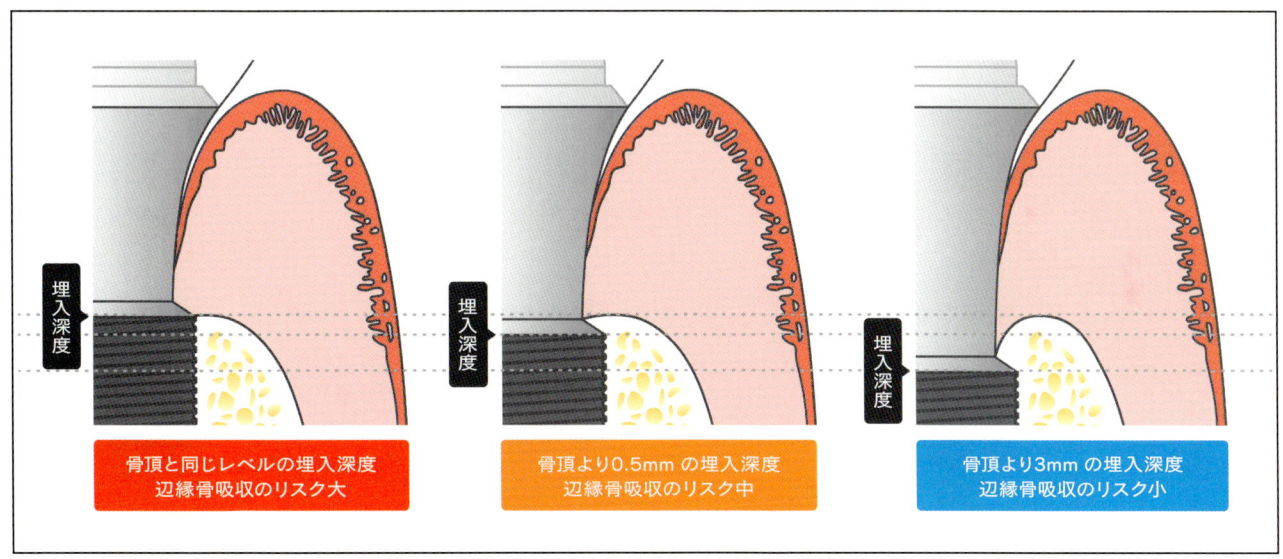

図2-1-8　テーパージョイントのインプラント体のプラットフォーム外縁に、辺縁骨を乗せてしまうことで、辺縁骨の吸収のより少ない、安定したインプラント周囲組織が構築される。(Weng et al. Clin Oral Implants Res 2008;19(11):1141-1147)

2-1-9　理想的なプラットフォーム外縁の傾斜とは？

図2-1-9で示されるように、インプラント体のプラットフォーム外縁形態について検索された有限要素法の実験があります。

用いられたインプラントのデザインは、1ピースインプラントで、外縁部のないデザイン（「no taper」と呼称）と、30度、45度、90度の傾斜を持つデザインで比較され、プラットフォームは皮質骨部に完全に埋入されて、垂直方向から100Nを加えられた設定で検討されました。

皮質骨部にもっとも応力集中するモデルは、直径3.8mmの外縁部のないインプラント体デザインでした。逆に、応力集中の少ないモデルは、直径4.6mmの傾斜45度の外縁部を持つデザインでした。

テーパージョイントの適合を持つインプラント体は、アバットメントのマイクロモーションが生じないことから、生体にとっては「1ピースインプラント」と同じ反応を示すといえるでしょう。テーパージョイント適合のインプラント体プラットフォーム外縁部の傾斜は、辺縁骨の吸収を抑制する立場から考えると、傾斜45度を設定するのが理想的なデザインといえるでしょう。

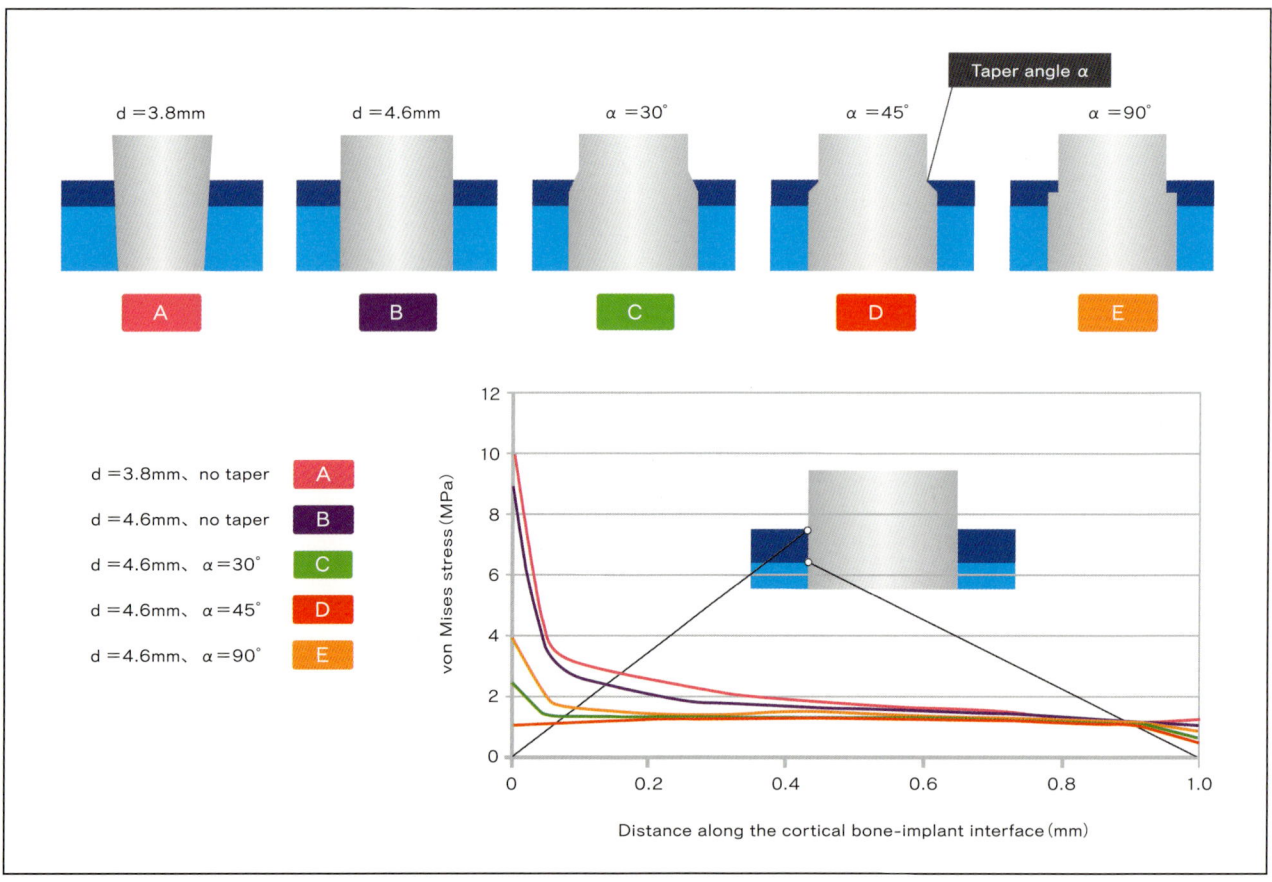

図2-1-9　1ピースインプラントのインプラント体プラットフォーム外縁形態について検討された有限要素法の実験。プラットフォームは皮質骨部に完全に埋入されて、垂直方向から100Nを加えられた設定である。辺縁骨骨頂部の応力集中がもっとも高いのはデザインAで、もっとも少ないのはデザインDであった。マイクロギャップのほとんどない、テーパージョイント適合のインプラント体（マイクロモーションを生じない点では1ピースインプラントと同じ）を用いて、さらに辺縁骨の吸収を抑制させたいなら、プラットフォーム外縁の傾斜は45度にするのが理想的である。（Li Shi et al. Int J Oral Maxillofac Implants 2007;22(6):911-920）

2-1-10 辺縁骨の吸収をより抑制する、理想的なインプラントのマクロデザインとは?

咬合負荷時、辺縁骨に応力が集中するようなマクロデザインのインプラント体は、より辺縁骨の吸収を生じてしまいます。

図2-1-10aの実験は、有限要素法を用いて、6種類のマクロデザインを持つインプラント体を、下顎骨モデルの臼歯相当部に埋入し、45度傾斜方向から100Nの力を加え、応力分布を検索した実験です。スクエア型スクリュー形態を持ち、さらにテーパー状のインプラント体が、辺縁骨部(皮質骨部)に最も応力集中が少ないと示されました。

以上をすべてまとめると、辺縁骨の吸収をより抑制するための、理想的なインプラントのマクロデザインとは、①テーパージョイントの嵌合形態(これは同時に「プラットフォームスイッチング」形態であることを意味する) ②2ピースインプラント ③テーパー形態を持つ歯根型インプラント体 ④スクエア型のスクリュー形態、の少なくとも4点が挙げられます(**図2-1-10b**)。

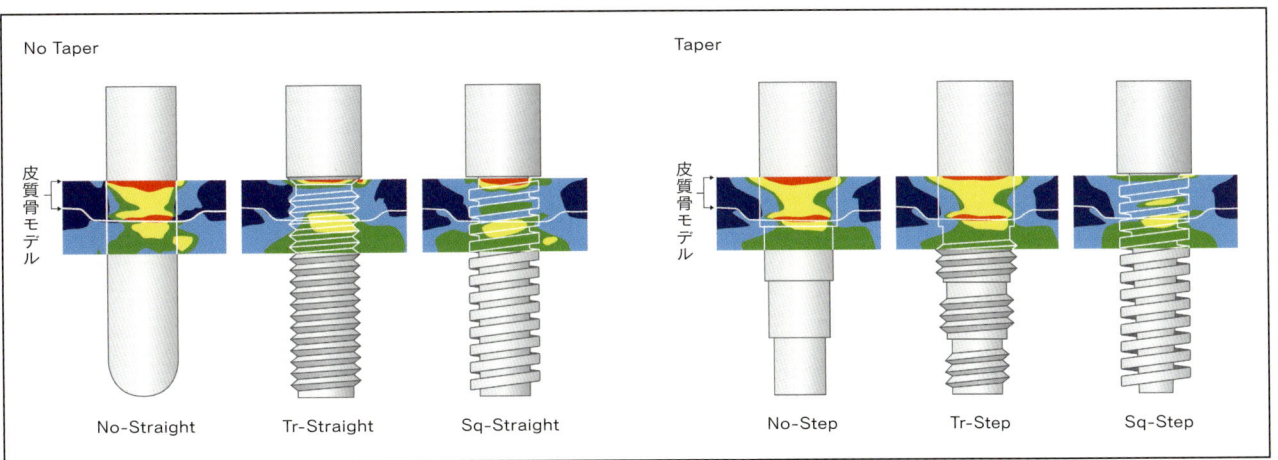

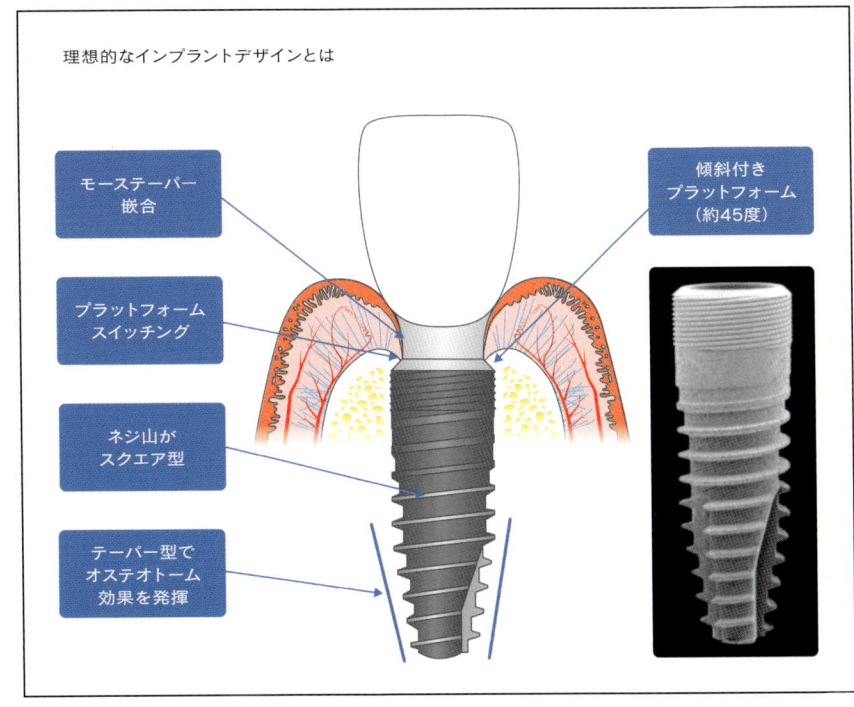

図2-1-10a、b 有限要素法を用いて、6種類のマクロデザインを持つインプラント体を、下顎骨モデルの臼歯相当部に埋入し、45度傾斜方向から100Nの力を加え、応力分布を検索した実験。赤色部が、応力の高く作用している部位である。Sq-Taper(スクリューはスクエア型、テーパー状のインプラント体)が、辺縁骨の頂点部の応力集中が少ない。(Huang et al. Int J Oral Maxillofac Implants 2007;22(4):551-562)

2-2-1　歯周組織とインプラント周囲組織は似ているのか？

歯周組織は4構造（いわゆる"生物学的幅径"）から成り立っています（図2-2-1）。
①歯肉溝；健康なものは、約1mmの深さである。3mm以上の深さになると、底部に酸素が行き届かなくなり、嫌気性グラム陰性である歯周病原性菌（*Porphyromonas gingivalis*、*Tannerella forsythia*、*Treponema denticola*などのいわゆる"Red complex"）が増殖しやすい環境となります。炎症のある歯肉溝を歯周ポケットといい、病的な状態とされます。
②上皮性付着；約1mmにわたって、歯のエナメル質と上皮細胞が、内側基底板（internal basal lamina）とヘミデスモゾーム（HD；hemidesmosomes）を介して接着しています。接着力は弱く、すぐ剥がれてしまうが、再生も可能です。
③結合組織性付着；歯のセメント質に強固に付着しているが、破壊されると再生が難しい付着です。
④歯槽骨；歯のセメント質と歯根膜を通じて、結合組織性の強固な付着を形成して歯を支えています。歯周病菌に感染して、この骨が溶ける状態を『歯周病』といいます。

この4つの構成は、基本的にはインプラント周囲組織においても同じです。

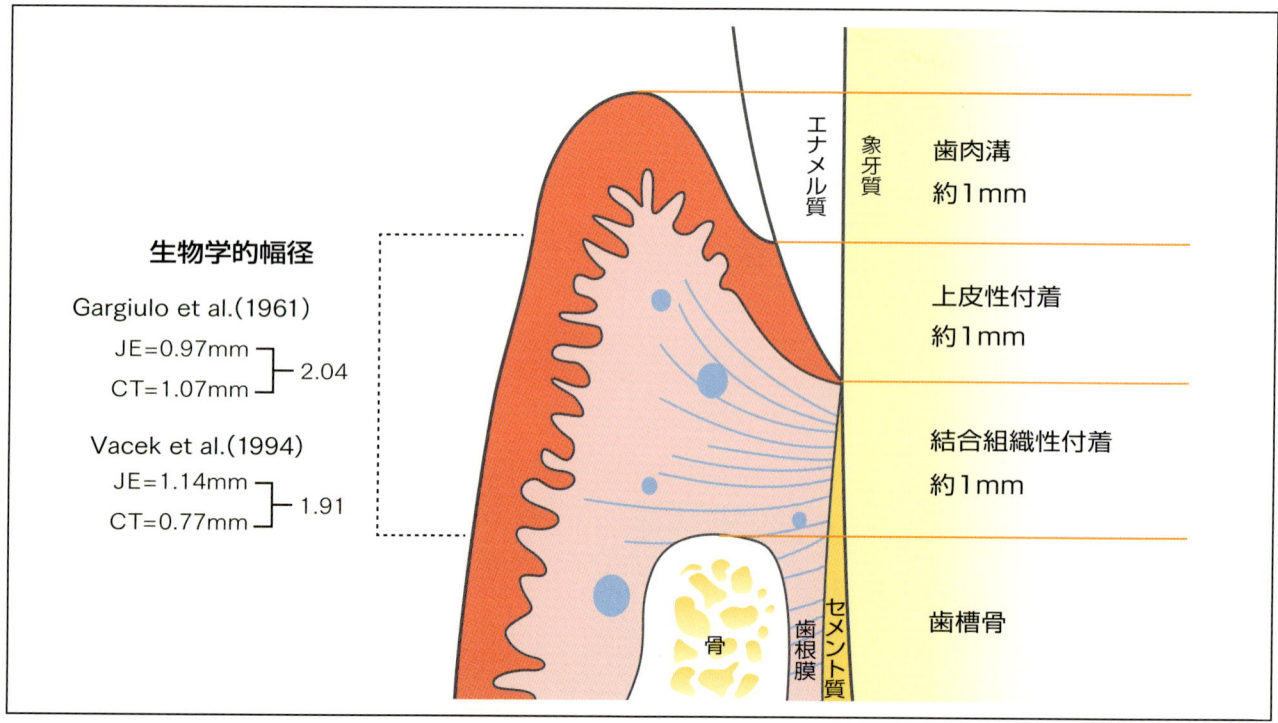

図2-2-1　Gargiuloらは、健康な歯周組織の組織構成を検索して、その平均値を算出し、生物学的幅径を示した。（J Periodontol 1961;32:261-267）

2-2-2 歯周組織とインプラント周囲組織

図2-2-2aは、歯周組織とインプラント周囲組織を比較した模式図です。

青い線は結合線維を表していますが、天然歯の周りには多くのコラーゲン線維が、さまざまな方向から走っているので、組織が丈夫です。

一方、インプラントのそれは、骨表面の骨膜から垂直方向と輪状にしかコラーゲン組織が走行しませんので、歯周組織より組織は繊細です。

また、赤い線は血流を表しています。歯周組織は3方向から血液の供給源(歯肉、骨膜、歯と骨の間にある歯根膜)がありますが、インプラント周囲組織は2方向(歯肉、骨膜)の供給源で、やはり血管もインプラント周囲組織は天然歯に比べて少ないのです。血液には、栄養分や酸素、そして免疫に関わる物質や細胞が多く含まれています。

歯周組織の付着結合組織とインプラント周囲組織の周囲結合組織の組成割合を比較した実験があります(図2-2-2b)。血管組織の組成割合は差がないのですが、歯周組織の線維芽細胞の割合が、インプラント周囲結合組織に比べて、顕著に高いのです。結合組織の損傷に対して、歯周組織はすばやく対応できるのです。

過酷な環境である口腔と接する周囲組織は、天然歯やインプラントの健康度を測定する一番の指標です。

その点において、インプラント周囲組織は歯周組織に比べて感染しやすく、感染が拡がりやすくて脆弱なのです。

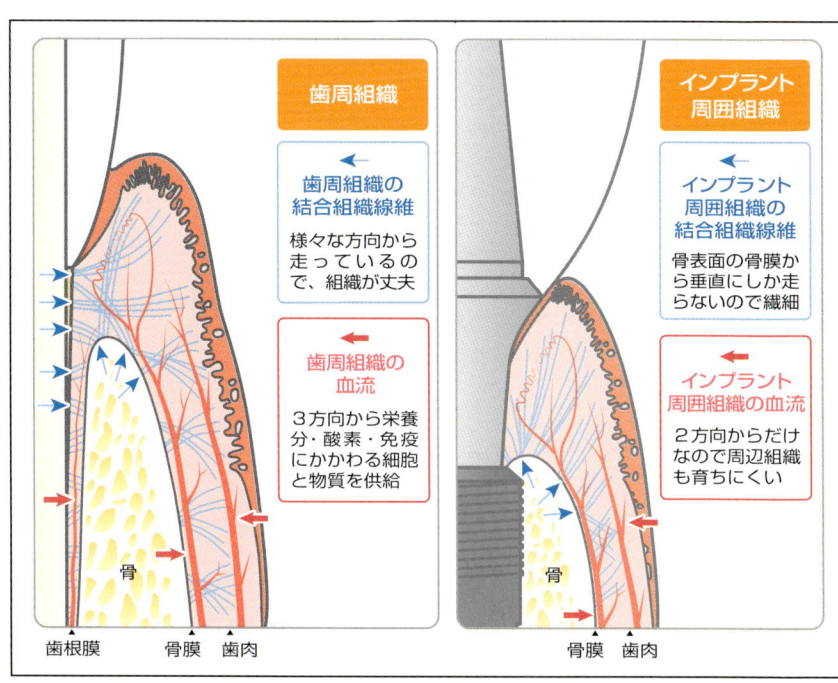

図2-2-2a インプラント周囲組織は歯周組織に比べ、結合組織線維の方向性は単純で、栄養血管も少なく、脆弱である。

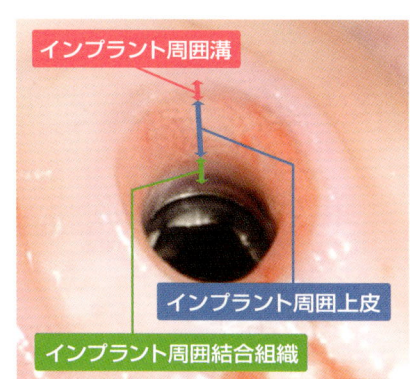

図2-2-2b 健康なインプラント周囲組織。テーパージョイントのインプラントを骨縁下2mmに埋入して4ヵ月後。インプラント周囲結合組織が"O-ring effect"とTouatiらに表現されたように、白色の帯状に認められる。
(Pract Proced Aesthet Dent 2005:17(10);711-715)

2-2-3　付着上皮とインプラント周囲上皮

　Atsutaらは、付着上皮（歯周組織）とインプラント周囲上皮における、内側基底板を構成するラミニン5（laminin-5）の上皮内分布を検索することで、上皮付着の封鎖性の程度を検索しました。

　その結果、歯周組織の付着上皮（以下、"付着上皮"に省略）においては、全体にラミニン5の分布を認めましたが、インプラント周囲上皮は根尖側約1/3のみに、ラミニン5の分布を認めました（**図2-2-3**）。

　また、Ikedaらは、ラットの付着上皮とインプラント周囲上皮に色素（Horseradish peroxidase；西洋わさびペルオキシターゼ）を滴下したところ、歯周組織においては結合組織まで色素は侵入しませんでしたが、インプラント周囲上皮においては、内側基底板の欠損により、結合組織まで色素が侵入しました。インプラント周囲上皮は、付着上皮より、封鎖性が低いことが示された。（Ikeda et al. Clin Oral Impl Res 2002;13(3):243-251）

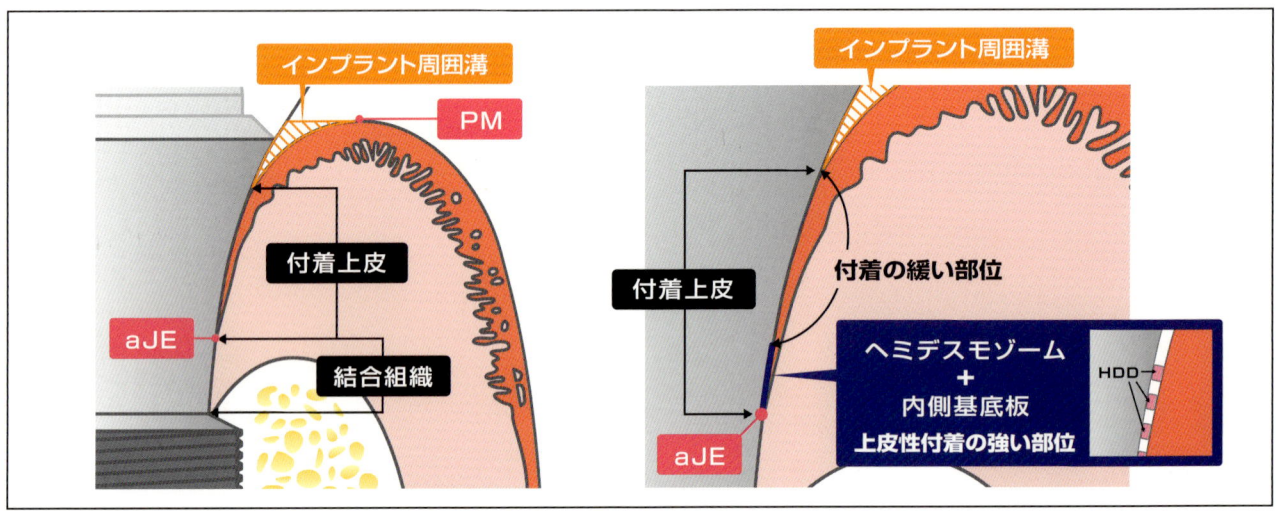

図2-2-3　インプラント周囲上皮は根尖側約1/3のみ上皮性の付着を認めた。歯周組織の付着上皮と比較して、インプラント周囲上皮の付着は非常に弱いことが示された。（Atsuta et al. Biomaterials 2005:26(14);1751-1760）

2-2-4 嵌合形態で異なるインプラントの生物学的幅径

インプラントの生物学的幅径（biological width）を考えるうえで、無視できないのは、やはりアバットメントとの嵌合位置と適合様式の影響です。

4種類の嵌合形態（エクスターナルバットジョイント、インターナルバットジョイント、インターナルテーパージョイント、モーステーパージョイント）によって、その周囲組織の構成（いわゆる"生物学的幅径"）が異なることが予想できます（**図2-2-4**）。

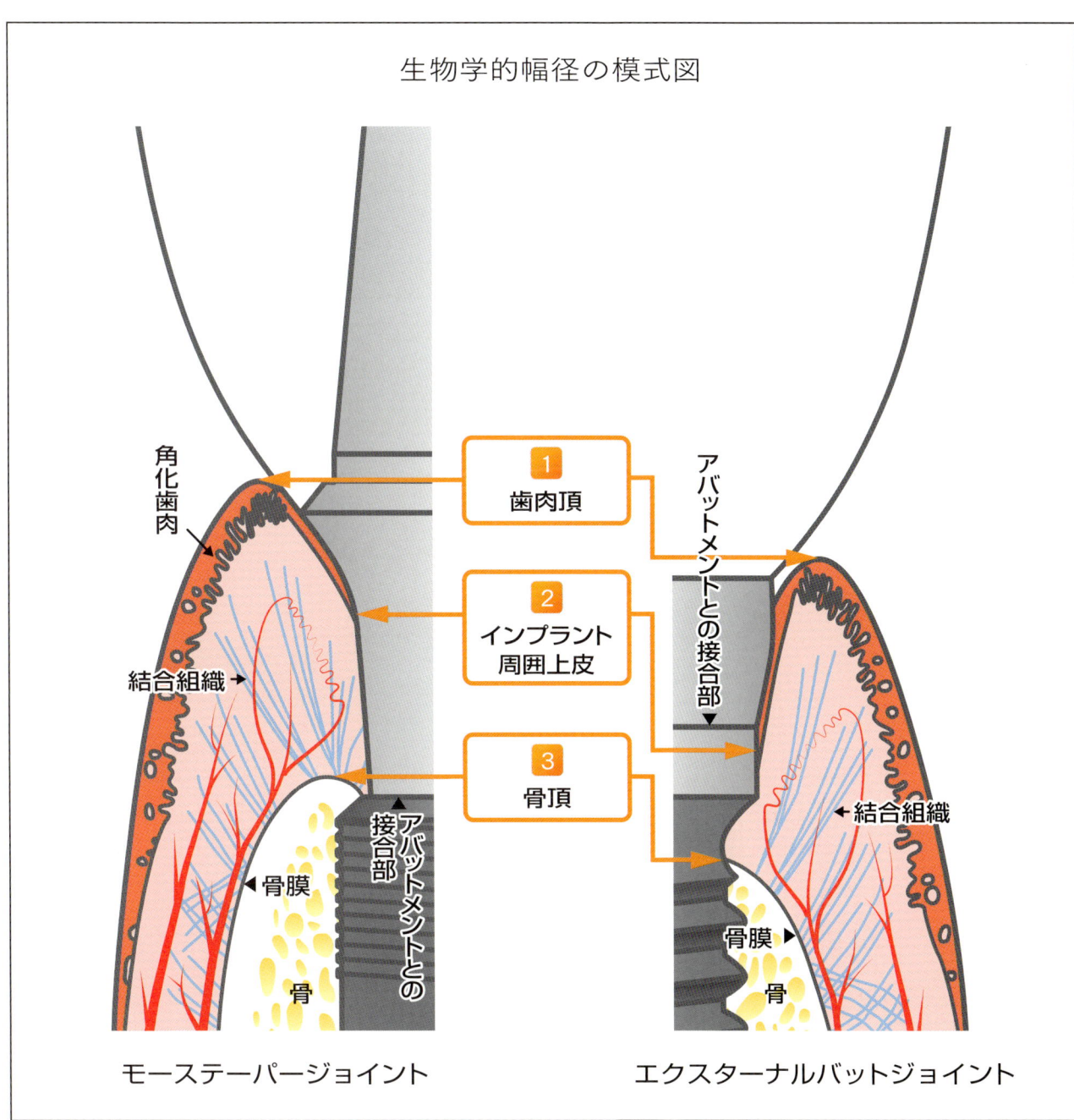

図2-2-4 嵌合の種類によって、インプラントの生物学的幅径は異なる。特に、アバットメントとの嵌合形態によって生じるマイクロモーションの影響は無視できない。

2-2-5　文献で見るインプラントの生物学的幅径

図2-2-5a～e は文献から、4種類の生物学的幅径を分類したものです。

図で共通するインプラントの生物学的幅径の特徴は、①インプラント周囲組織の生物学的幅径はおよそ3～4mmである ②インプラント周囲上皮は、周囲結合組織より長いことです。ただし、各種嵌合形態の間で、構成要素の差異は認められませんでした。

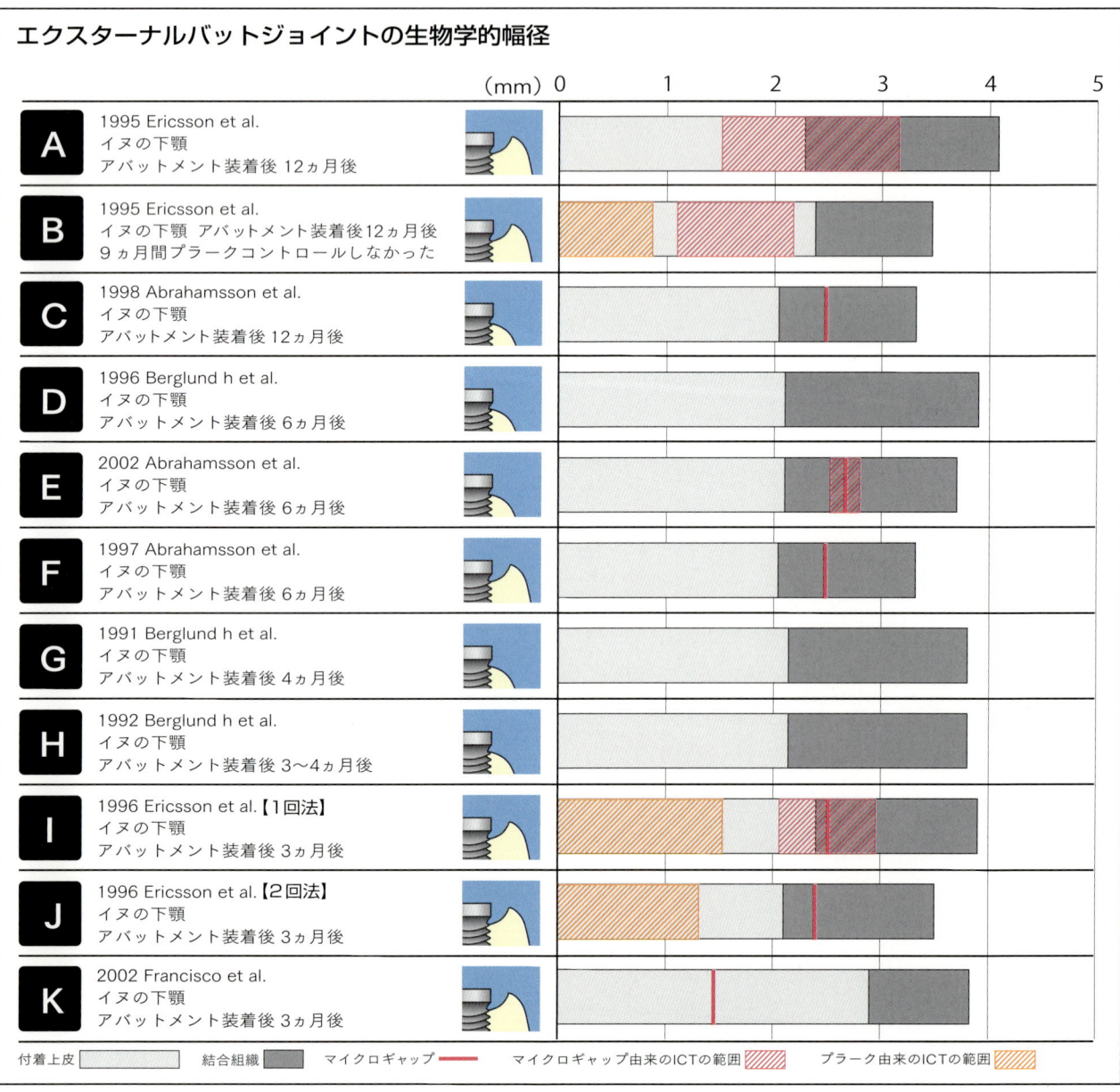

図2-2-5a　左側は引用した論文の研究デザインを示す。また、インプラントと辺縁骨の関係を示す模式図が付記されている。同じエクスターナルバットジョイントでも、水平的に骨幅のある顎骨に埋入された生物学的幅径と、狭い骨幅に埋入された生物学的幅径を区別するために記された。マイクログギャップ（A/F）は、ほとんど結合組織と接している。最根尖側の付着上皮（apical junctional epithelium；aJE）の位置は、マイクロギャップより歯冠側に位置している。またEとIのグラフをみると、アバットメントのマイクロギャップによるアバットメントICT（炎症系細胞の集積；inflammatory cell infiltrates）の影響は限定的であり、アバットメントICT根尖側には、炎症のない結合組織のバリアが存在する。

図2-2-5b インターナルバットジョイントの生物学的幅径は、アバットメントのマイクロモーションの影響を受ける。

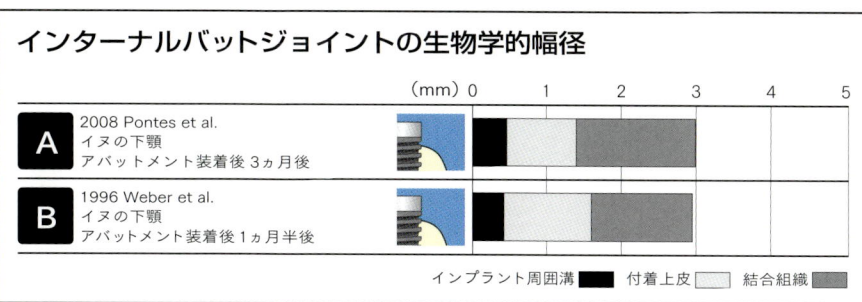

図2-2-5c モーステーパージョイントの生物学的幅径は、マイクロモーションの生じないマイクロギャップの位置に特徴付けられる。マイクロギャップは、結合組織に接している。F（1回法）とG（2回法）の比較をみると、ほぼ生物学的幅径の構成に差は認められない。

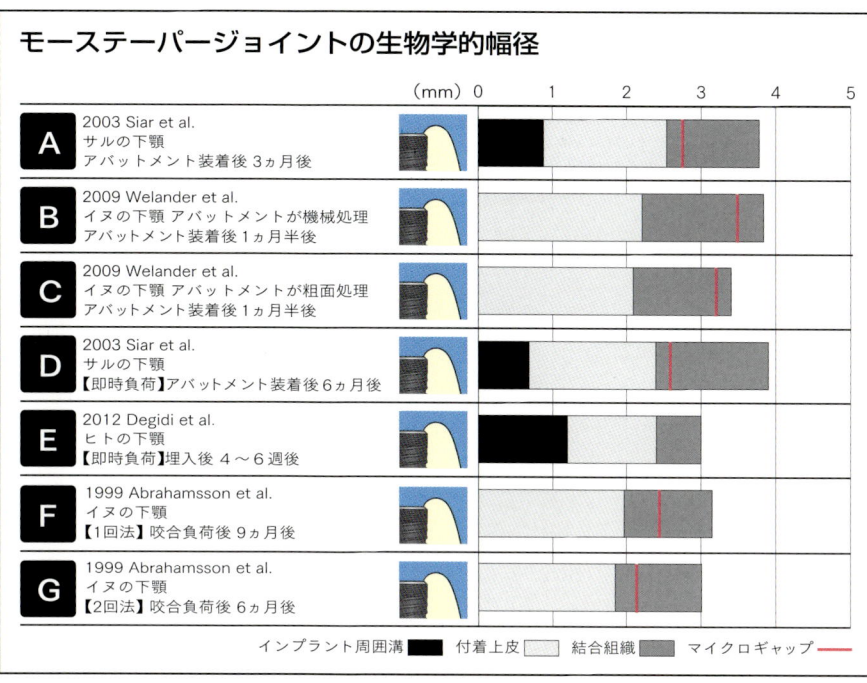

図2-2-5d、e 粘膜を切開して、骨形態を明視下に埋入した群（Flap群）と切開しないで、非明視下で埋入した群（Flapless群）を比較すると、Flap群の生物学的幅径はより短い。また、水平的な骨幅の大きい群（舌側）は、辺縁骨の吸収が少なく、生物学的幅径はより短い。

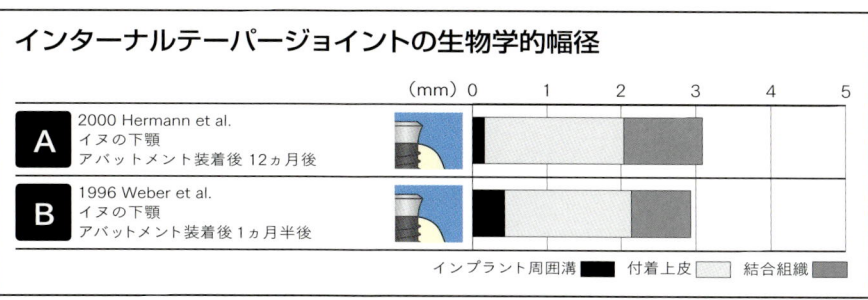

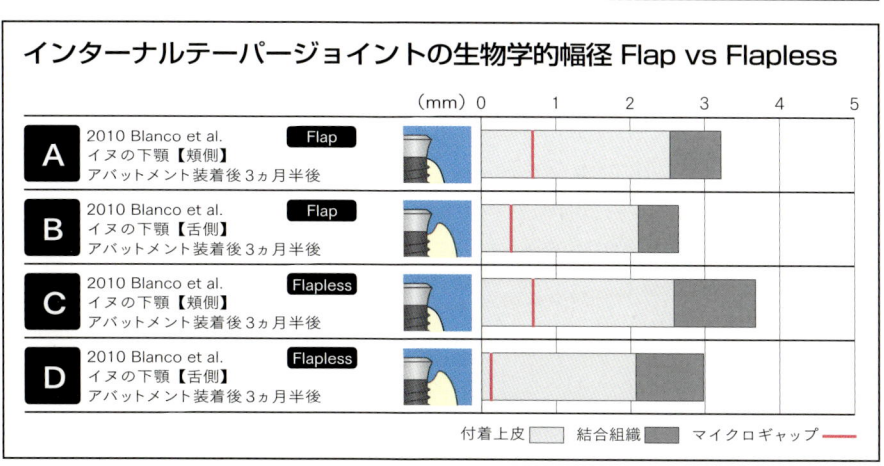

2-2-6 周囲結合組織内の炎症性細胞の集積（ICT）と上部構造のフィニッシュライン

　嵌合形態によっては、周囲結合組織内の炎症性細胞の集積（アバットメントICT（imflammatory cell infiltrates）を生じます。

　バットジョイントとテーパージョイントの適合は、インプラント体とアバットメントの間にマイクロギャップが存在し、咬合負荷時にアバットメントのマイクロモーションを生じます。その結果、マイクロギャップを中心として、インプラント体とアバットメントの嵌合部に接している周囲結合組織内に、アバットメントICTを生じます（**図2-2-6a、b**）。このICTの存在が、インプラント周囲組織の生物学的幅径の構成に影響を及ぼします。

　また、セメント固定式上部構造に共通するのが、アバットメントと上部構造間に存在するマイクロギャップ由来の炎症です。このマイクロギャップを考慮すると、上部構造のフィニッシュラインは、インプラント周囲溝内の浅い領域に設定すべきです。インプラント周囲溝は滲出液で満たされていて、好中球や周囲上皮細胞が産生した抗菌ペプチドであるβ-ディフェンシンにより、周囲溝内のフィニッシュラインは浄化されます（**図2-2-6c〜f**）。

　一方、エクスターナルジョイントとバットジョイントの上部構造を、直接インプラント体にスクリュー固定した場合、どうでしょうか。確かにアバットメントと上部構造間の炎症は存在しませんが、インプラント周囲組織深くにアバットメントICTが存在することになります。フィニッシュラインを深めに設定すると、周囲溝内の浄化が困難になり、さらには生物学的バリアを侵してしまうことになります。

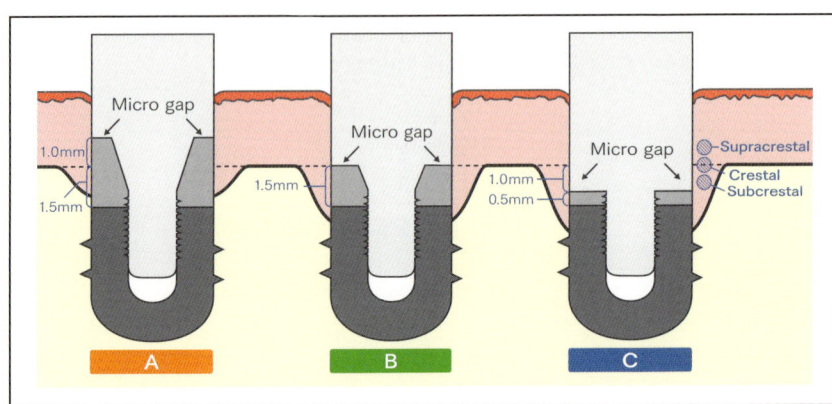

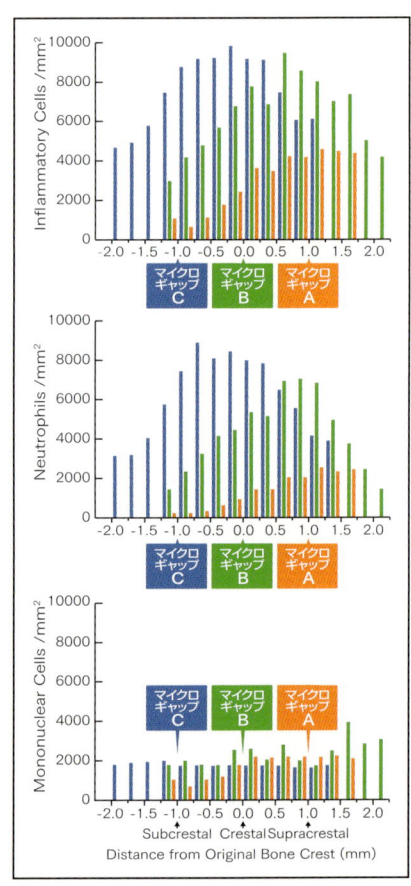

図2-2-6a、b　インターナルバットジョイントのマイクロギャップ周辺に存在する炎症系細胞の集積（ICT）の大きさを示している。感染初期に細菌を貪食するために出現する好中球（*Neutrophilis*）と、その他の炎症系細胞Mononuclear cell（リンパ球、マクロファージ、形質細胞、単球）の数は、マイクロギャップの位置に一致している。（Broggini et al. J Dent Res 2006;85(5):473-478）

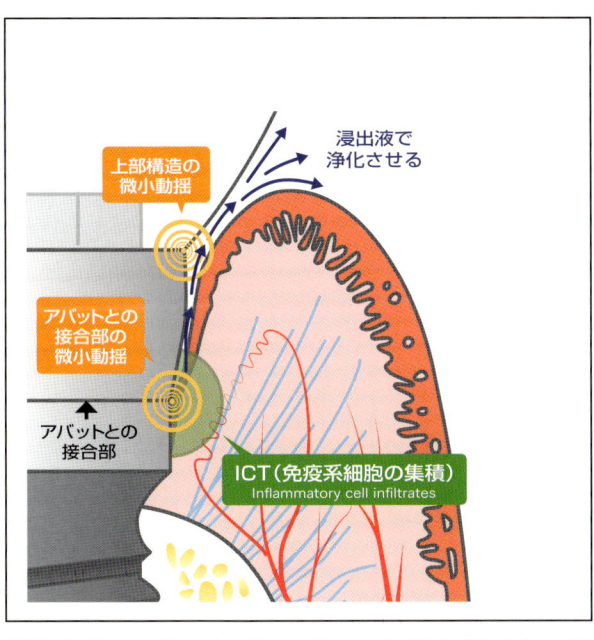

2章2　インプラント周囲炎が起こりにくいデザインとは？

図2-2-6c　バットジョイントの適合様式とICT（炎症系細胞の集積）位置を示している。

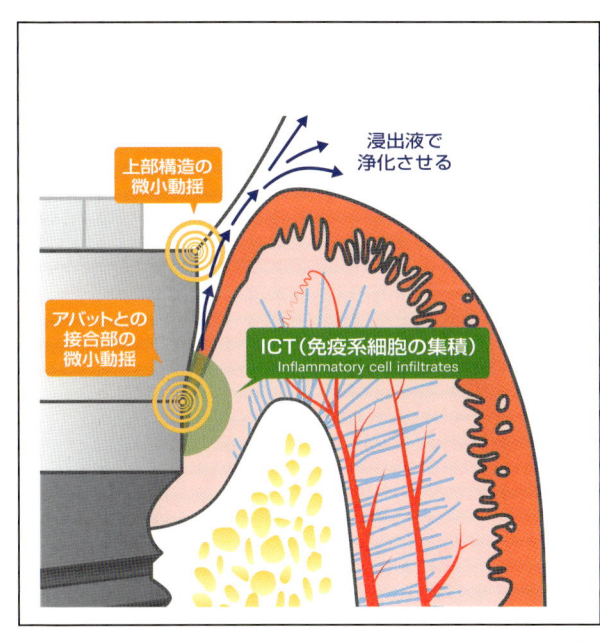

図2-2-6d　水平的に骨幅のある顎骨に埋入された、バットジョイント適合のICT位置を示している。

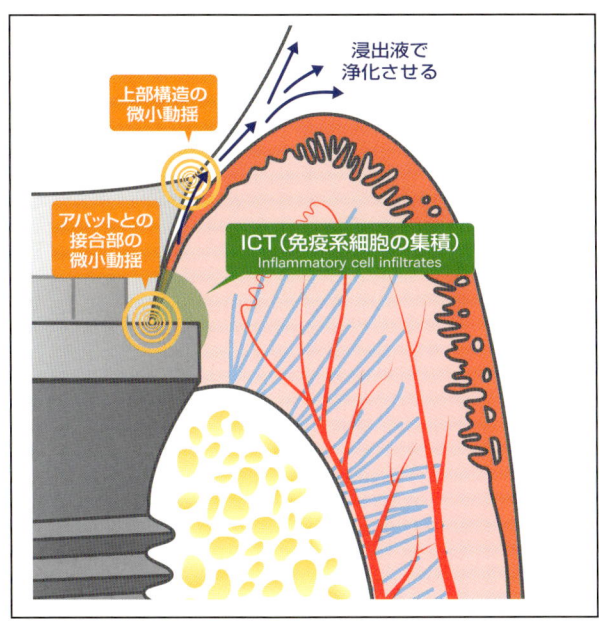

図2-2-6e　バットジョイントのプラットフォームスイッチングのICT位置を示している。

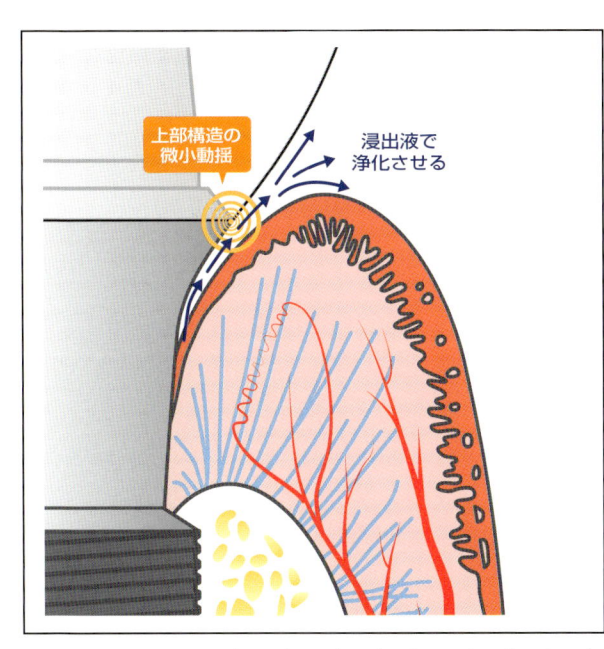

図2-2-6f　テーパージョイントはアバットメントICTが存在しない。

2-2-7 歯周組織とテーパージョイントの周囲結合組織は類似する

図2-2-7でアバットメントのマイクロモーションとそれ由来のアバットメントICTの存在するバットジョイント適合のインプラント周囲結合組織と、マイクロモーションとアバットメントICTの存在しないテーパージョイントでは、生物学的幅径の質が異なります。

エクスターナルバットジョイントは、モーステーパージョイントと比べて、インプラント周囲結合組織の量が少ない傾向です（図2-2-5a、c）。

また、モーステーパージョイントとエクスターナルバットジョイントのインプラント周囲結合組織の組成割合を比較すると、顕著に異なるのは、線維芽細胞の割合です。

さらに図2-2-7の歯周組織の付着結合組織の組成割合と比較すると、むしろモーステーパージョイントの組成割合は歯周組織のそれと類似しています。歯周組織とモーステーパージョイント周囲組織は、エクスターナルバットジョイントよりも、結合組織が損傷しにくく、修復されやすいと考えられます。

	歯周組織	ZoneAから組織採取？ エクスターナルバットジョイント 1995年 Ericsson et al. イヌの下顎 アバットメント装着後 12ヵ月	ZoneBから組織採取？ エクスターナルバットジョイント 1998年 Abrahamsson et al. イヌの下顎 アバットメント装着後 12ヵ月後	ZoneBから組織採取？ エクスターナルバットジョイント 1992年 Berglund h et al. イヌの下顎 アバットメント装着後 3～4ヵ月後	ZoneAから組織採取？ モーステーパージョイント 2009年 Welander et al. イヌの下顎 アバットメント装着後 4ヵ月後
コラーゲン組織	61.8 %	34.3 %	84.0 %	87.2 %	56.6 %
血管組織	6.4 %	7.8 %	4.0 %	6.4 %	3.4 %
線維芽細胞	16.9 %	5.1 %	7.2 %	0.8 %	35.2 %
リンパ球	2.5 %	1.5 %	1.3 %	0.6 %	2.9 %
マクロファージ	−	1.1 %	−	−	−
形質細胞	−	20.6 %	−	−	−
多形核白血球(好中球)	−	2.2 %	−	−	−
残りの組織	12.5 %	27.4 %	3.5 %	4.9 %	1.9 %

図2-2-7a 健康な歯周組織の結合組織と、モーステーパージョイントの結合組織のコラーゲン組織割合（%）は約60%であり、類似する。

	健康な歯周組織の結合組織 1975年 Lindhe et al. イヌの上・下顎	モーステーパージョイント 2009年 Welander et al. イヌの下顎 アバットメント装着後 4ヵ月後	28日間、口腔清掃していない歯周組織の結合組織 1975年 Lindhe et al. イヌの上・下顎	エクスターナルバットジョイント 1995年 Ericsson et al. イヌの下顎 アバットメント装着後 12ヵ月	エクスターナルバットジョイント 2004年 Berglundh et al. ヒト6名から生検【インプラント周囲炎に罹患した、エクスターナルバットジョイント12本を対象】4～12年間の咬合負荷 上皮組織の長さ：5.27(±2.08)mm ICTの大きさ 長さ：3.61(±2.49)mm、幅0.97(±0.55)mm
コラーゲン組織	60.2 %	56.6 %	30.2 %	34.3 %	10.0%
血管組織	7.1 %	3.4 %	15.9 %	7.8 %	9.3%
線維芽細胞	13.2 %	35.2 %	7.3 %	5.1 %	5.7%
リンパ球	−	2.9 %	10.9 %	1.5 %	6.6%
残りの組織	19.0 %	1.9 %	35.7 %	27.4 %	マクロファージ 5.2%　形質細胞 38.8%　多形核白血球 4.2%　その他 20.3%
	A	B	C	D	E

図2-2-7b 感染している歯周組織と、エクスターナルバットジョイント周囲組織の結合組織内のコラーゲン組織割合（%）。感染している周囲組織ではコラーゲン組織割合が減少し、血管組織とリンパ球の組成割合が増加している。

2-2-8 周囲結合組織 Zone A と Zone B の組成の差異

　モーステーパージョイントのインプラント体とアバットメントのより近傍に位置するインプラント周囲結合組織 Zone A と Zone B の組成割合を比較すると、Zone A は線維芽細胞の割合がより高く、Zone B は血管組織の割合がより高いのが特徴です（**図2-2-8a、b**）。この傾向は、エクスターナルバットジョイントの Zone A と Zone B も同様な組成を示しています。

　さらに、この傾向は**図2-2-7**すべてにも認められ、論文自体に記載はないですが、結合組織を採取した部位が想像できます。

　図2-2-8c は、エクスターナルバットジョイントの周囲結合組織のコラーゲン線維の方向性で、Zone A に相当する部位のコラーゲン線維の方向性は、インプラント体と平行に走行しています。一方、Zone B に相当するコラーゲン線維の方向性は、アバットメントを取り囲むように輪状に走行しています。

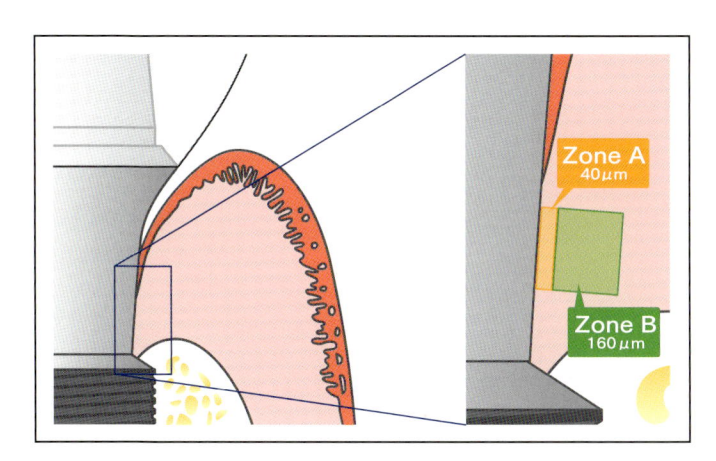

図2-2-8a、b　インプラント周囲結合組織には、より近傍に存在する Zone A とその外側に存在する Zone B では、結合組織の構成成分の組成が異なる。Zone A はモーステーパージョイントとエクスターナルバットジョイントの両嵌合とも、コラーゲン組織の割合は約60％であり、Zone B は約80％である。また、線維芽細胞の割合は、Zone A が約30％であり、Zone B が約11％である。

組成	モーステーパージョイント 1999年 Moon et al. イヌの下顎 Zone A+B		Zone A	Zone B	エクスターナルバットジョイント 2002年 Abrahamsson et al. イヌの下顎 アバットメント装着後 6ヵ月後 Zone A	Zone B
コラーゲン組織	80.61 %		66.47 %	82.36 %	63.00 %	85.00 %
血管組織	3.42 %		0.25 %	3.27 %	0.30 %	2.00 %
線維芽細胞	12.98 %		32.32 %	11.50 %	33.00 %	11.00 %
残りの組織	3.00 %		1.07 %	2.89 %	3.00 %	2.00 %

図2-2-8c　エクスターナルバットジョイント周囲結合組織のコラーゲンの走行を示している。Zone A に相当する部位のコラーゲン組織は、インプラント長軸と平行する方向性があり、Zone B のそれはアバットメントを囲むように輪状の方向性がある。(Schierano et al. Clin Oral Impl Res 2002;13(5):260-264)

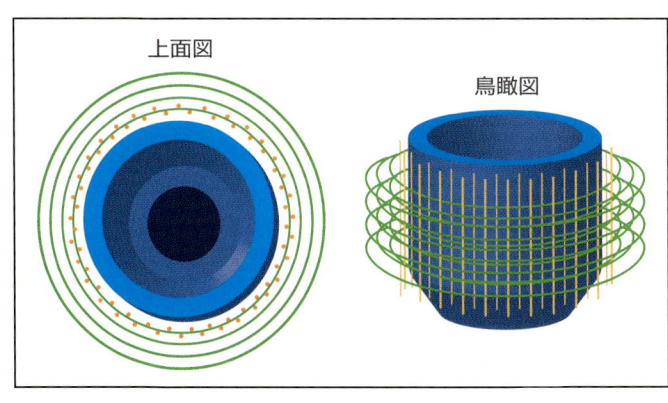

2-2-9 エクスターナルバットジョイントの周囲結合組織にはプラークに由来するICTとアバットメントICTが存在する

図2-2-9a～cをみると、口腔清掃がおろそかになり細菌性デンタルプラーク（バイオフィルム）がインプラント上部構造マージン部に蓄積すると、上皮下にICT（炎症系細胞の集積；inflammatory cell infiltrates）が生じてしまいます。

歯とモーステーパージョイントの場合は、このプラーク由来のICTが組織内に浸潤して、プラークの蓄積が改善されない場合は辺縁骨の吸収へと、ゆっくりと時間を掛けて進行します。しかし、エクスターナルバットジョイントの場合、プラーク由来のICTだけではなく、元々マイクロギャップ由来のアバットメントICTが存在するために、プラーク由来のICTが組織内に浸潤してアバットメントICTに炎症が波及してしまうと、一気に辺縁骨の吸収へと進行してしまいます。

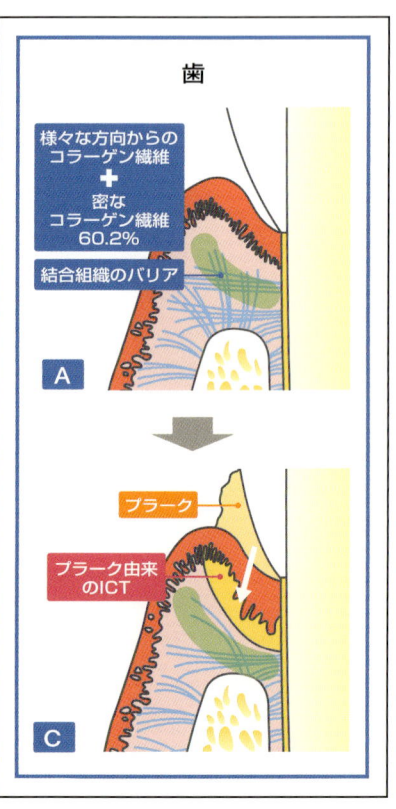

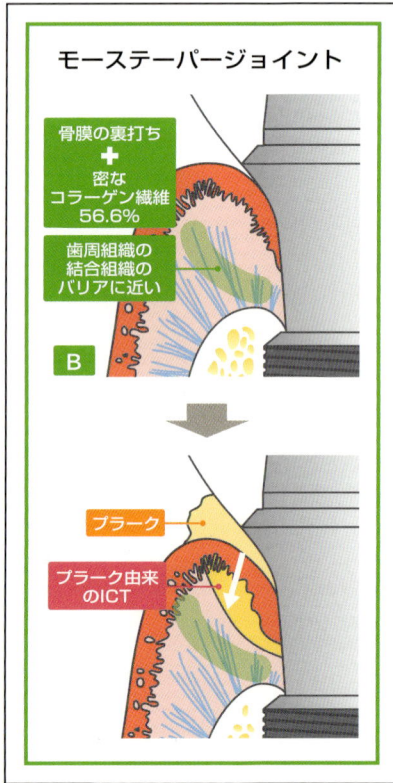

図2-2-9a～c 歯周組織とモーステーパージョイントの周囲結合組織では、細菌性デンタルプラークに由来するICTが、コラーゲン組織が密に存在する『結合組織のバリア』によって、進行を阻害される。
一方、エクスターナルバットジョイントの周囲結合組織は、デンタルプラークに由来するICTとアバットメントICTが存在する。デンタルプラークに由来するICTが成長して、アバットメントICTと接してしまうと、炎症が大きく進行して、辺縁骨の吸収を招いてしまう（**図2-2-7b**参照）。

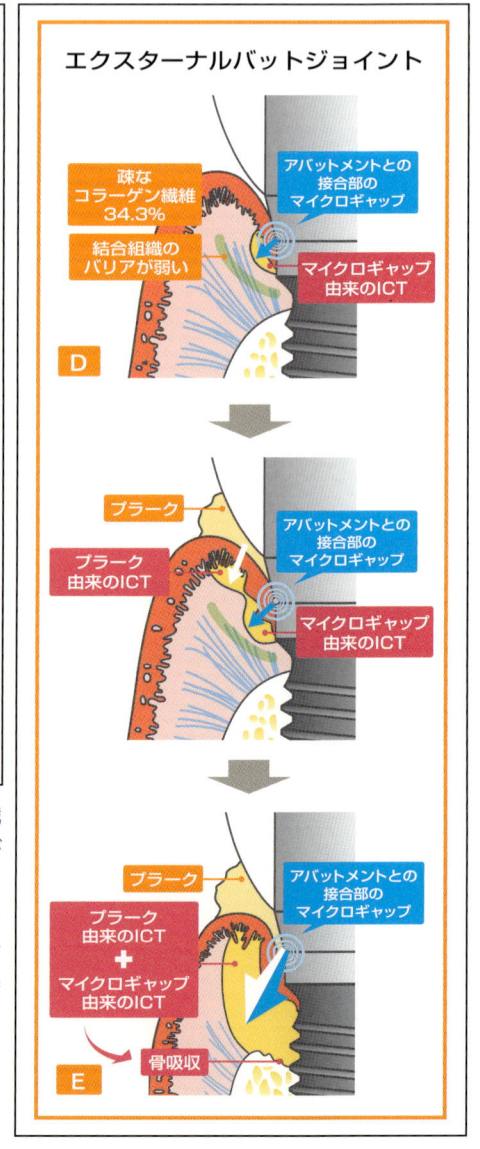

2-2-10　インプラント周囲炎と最適プロービング圧

図2-2-10a、bは、実験的に生じた歯周病とインプラント周囲炎の周囲組織に、約0.3〜0.5N＝約30〜50gのプロービング圧で、それぞれ計測した組織図です。炎症の生じている歯周組織は、炎症のない歯周組織と同様にプロービングの先端が付着位置で止まります。

一方、インプラント周囲炎を生じている周囲組織にプロービングを行うと、辺縁骨骨頂部まで、プローブの先端は達してしまいます。しかし、この現象は、歯周組織のプロービング圧をインプラント周囲組織に適用した場合で、歯周組織のプロービング圧より弱い圧を用いること（0.2〜0.25N＝約20〜25g）で、インプラント周囲組織においても、プロービングはインプラント周囲組織の状態を知る重要な指標となります。

図2-2-10a　インプラント周囲炎に罹患した周囲組織を、プロービング圧0.3〜0.4N（約30〜40g）でプロービングすると、辺縁骨骨頂部まで達してしまうが、歯周病に罹患した歯周組織は結合組織の生物学的なバリアで守られる。
（Schou et al. Clin Oral Impl Res 2002;13(2):113-126より引用・改変）

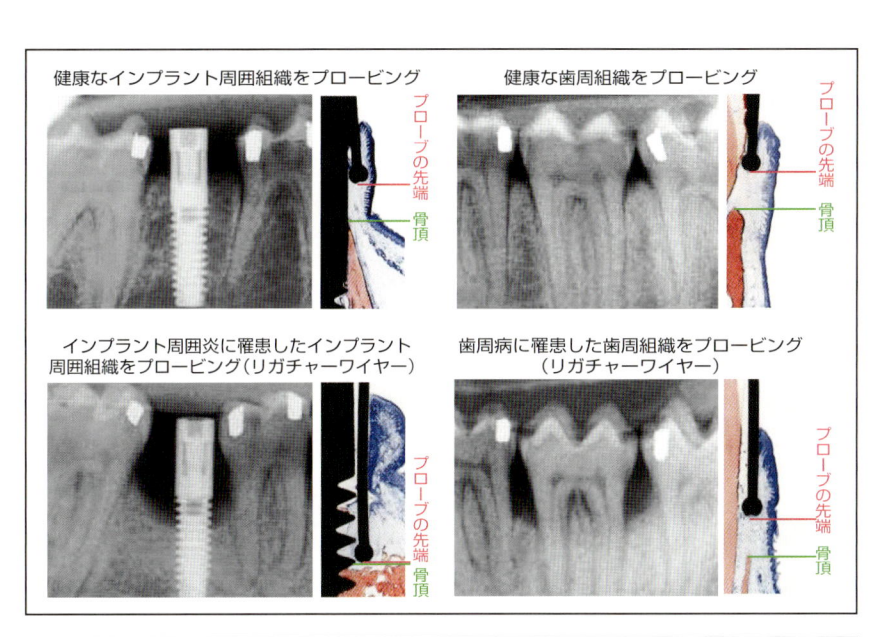

図2-2-10b　健康なエクスターナルバットジョイントのインプラント周囲組織を、プロービング圧0.5N（約50g）でプロービングすると、周囲上皮を破壊して、弱い結合組織のバリアを貫通してしまう。エクスターナルバットジョイントの適正なプロービング圧は0.2〜0.25N（約20〜25g）とされている。

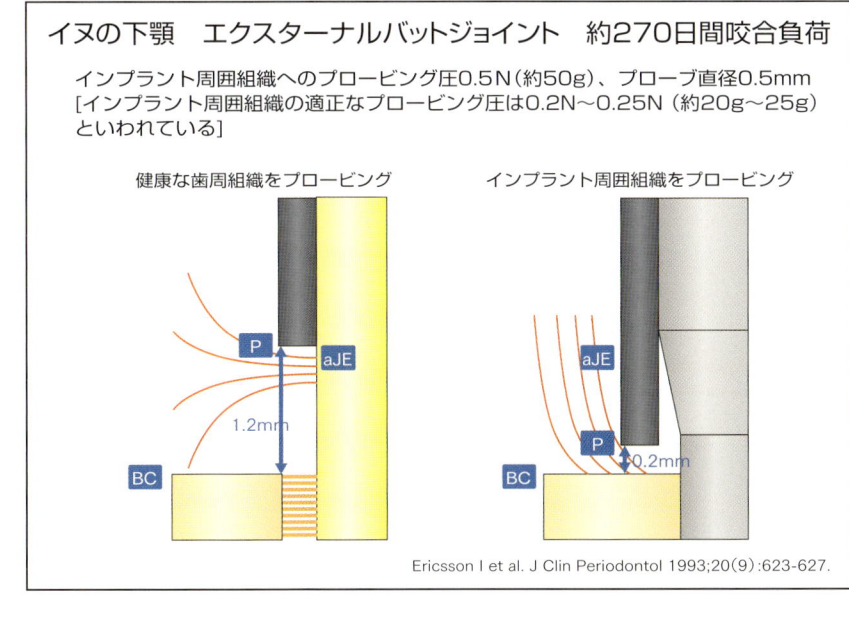

イヌの下顎　エクスターナルバットジョイント　約270日間咬合負荷

インプラント周囲組織へのプロービング圧0.5N（約50g）、プローブ直径0.5mm
［インプラント周囲組織の適正なプロービング圧は0.2N〜0.25N（約20g〜25g）といわれている］

Ericsson I et al. J Clin Periodontol 1993;20(9):623-627.

2-2-11　粗面処理は諸刃の剣

インプラント体表面の粗面処理は、インプラント体と骨組織とのオッセオインテグレーションを促進するために重要ですが（特に、中等度の粗面処理 Sa 値1.0～2.0μmはオッセオインテグレーションを促進する）、一旦、インプラント周囲炎に罹患すると、機械処理のインプラント体（Sa 値0.5μm以下）と比較して、より多くのプラークの蓄積を招いてしまいます。

図2-2-11a では、機械処理を施したインプラント体は、炎症の起因物質（リガチャーワイヤー）を取り除けば、辺縁骨の吸収は安静化します。

一方、粗面処理は、オッセオインテグレーションをより早期に、確実に成立させるために、有効な構造ですが、一旦、インプラント周囲炎に罹患してしまうと、辺縁骨の吸収が破壊的に進行してしまうのです。

粗面処理の恩恵を被るためには、粗面処理部を骨組織から曝露しないような、インプラント周囲組織の構築が必須となります（**図2-2-11b**）。

図2-2-11a 粗面処理を施したインプラント体周囲まで炎症が進行すると、回復不可能な辺縁骨の吸収を生じてしまうが、機械処理を施したインプラント体では、感染を惹起する原因（この論文ではリガチャーワイヤー）を除去すれば、辺縁骨の破壊は止まる。(Berglundh T. et al. 2007;18(5):655-661より引用・改変)

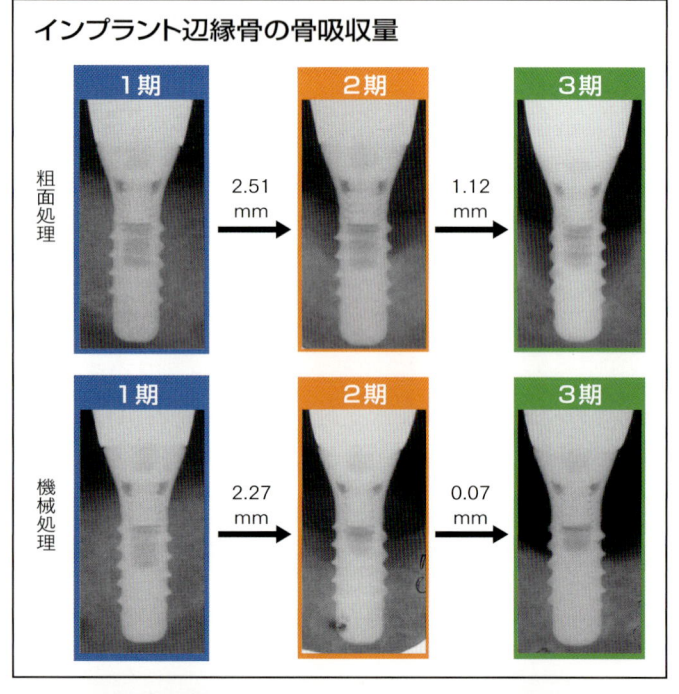

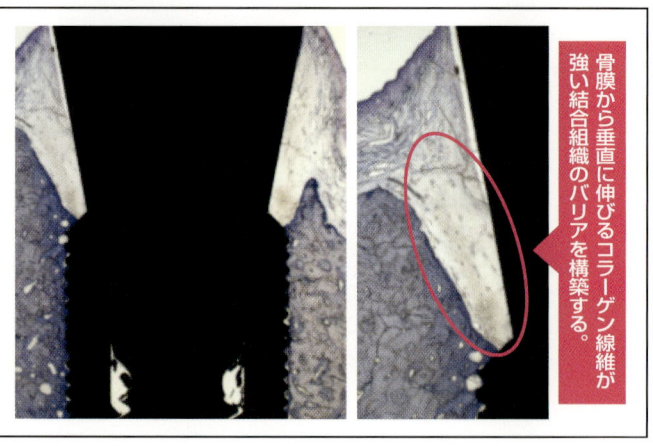

図2-2-11b モーステーパージョイントのインプラント体を、プラットフォームが骨縁下2mmに存在するように埋入した、イヌの下顎組織像。インプラント周囲炎を予防する、インプラント周囲軟組織を構築する要素は、①モーステーパージョイントのインプラント体を骨縁下埋入する ②その結果、辺縁骨がプラットフォーム外縁に乗る ③辺縁骨に近接する、アバットメントICTの存在しない周囲結合組織の存在 ④コラーゲン組織割合のより多いインプラント周囲結合組織の存在 ⑤骨膜から走行するコラーゲン線維の方向性が、インプラント長軸に垂直方向に走る、である。(Welander M. et al. Clin Oral Impl Res 2009;20(3):226-231より引用・改変)

3章 インプラント周囲炎を予防するための臨床術式

3章1 インプラント周囲炎を起こさないための埋入深度 42

3章2 インプラント周囲炎を起こさないためのアバットメント形態および上部構造 56

3章 インプラント周囲炎を予防するための臨床術式

3-1-1　モーステーパージョイントのインプラント体を骨縁下埋入する

　インプラント埋入後、辺縁骨の吸収を防ぐポイントは、
①モーステーパージョイントのインプラントシステムを選択する
②インプラント体のプラットフォームを骨縁下2〜3mmに位置させるように埋入する
の2つです。

　モーステーパージョイントのインプラントシステムは、アバットメントのマイクロモーションを引き起こさないので、咬合負荷直後の辺縁骨の吸収（ソーサライゼーション）が生じません。さらに、インプラント体を骨縁下に埋入することで、骨膜と骨膜に支持された周囲結合組織により、経時的な辺縁骨の吸収も抑制できます。

　図3-1-1に示されるように、モーステーパージョイントのインプラント体の垂直面に、骨縁を位置させてしまうと、バイオフィルム由来のICT（Imflammatory cell infiltrates）が根尖側に浸潤し、辺縁骨の吸収を生じます。そして、辺縁骨の吸収によって、インプラント体の粗面表面が露出します（**図2-2-9**参照）。

　露出した粗面表面は、バイオフィルムが蓄積しやすく、インプラント周囲炎がさらに進行してしまうのです。

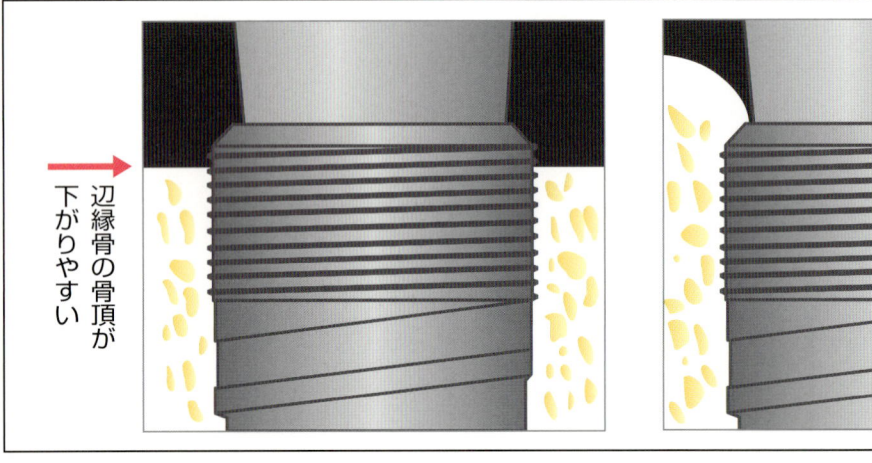

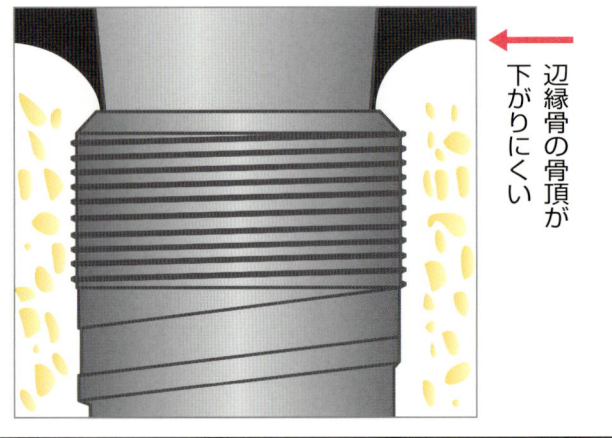

辺縁骨の骨頂が下がりやすい　　　　　　　　　　辺縁骨の骨頂が下がりにくい

図3-1-1　モーステーパージョイントのインプラント体を2〜3mm骨縁下埋入することは、経時的な辺縁骨の吸収を抑制する、より簡便な埋入法である。

3章1　インプラント周囲炎を起こさないための埋入深度

3-1-2　「ぶらさがるより、乗ってしまえ」コンセプト

　図3-1-2のイラストを見ていただくと、インプラント体の垂直面にぶらさがっている**図3-1-2左側**の「骨くん」は、つらい表情をしています。

　一方、インプラント体のプラットフォーム外縁に座っている**図3-1-2右側**の「骨くん」は、リラックスした表情をしています。

　このイラストが象徴しているのは、右側のように、生物学的に安定しているインプラント体と辺縁骨の関係を作り上げることなのです。モーステーパージョイントのインプラント体を骨縁下に埋入する方法は、インプラント周囲炎を予防する、簡単で安定性のある術式なのです。

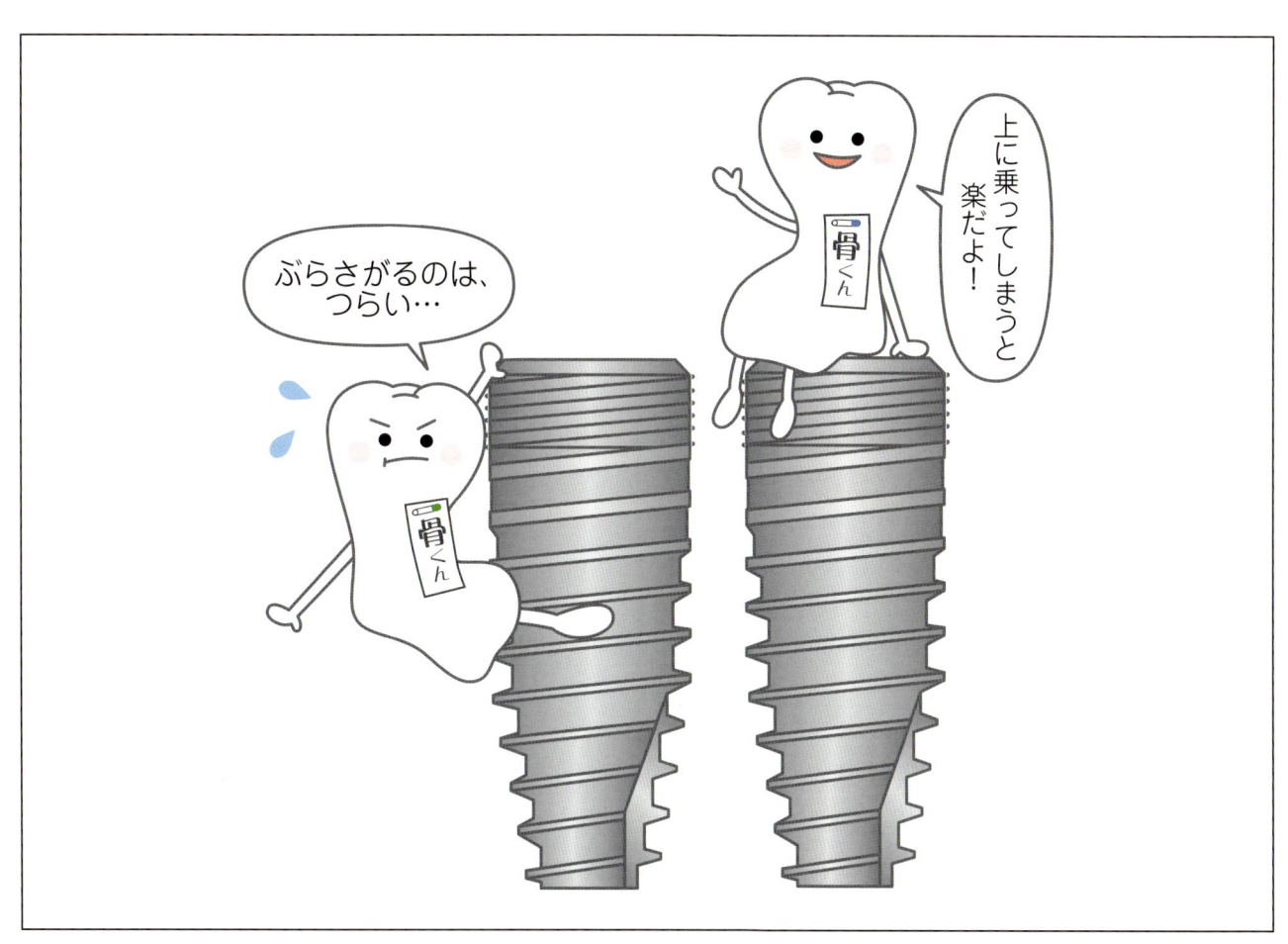

図3-1-2　インプラント体プラットフォームに辺縁骨を乗せてしまうのが、骨縁下埋入のコンセプトである。

3-1-3　骨縁下埋入の方法

　インプラント体の埋入術式は、埋入起始点をマーキングし、骨組織をドリルとの摩擦熱で熱傷させないように小さい径のドリルから徐々に大きい径のドリルへと変え、上下にポンピングしながら削ります。長さ8mmのインプラント体を埋入する場合、2mm骨縁下にプラットフォームを位置させるため、深さ10mmの埋入窩を形成します。

　ケンテック社のモーステーパジョイントのインプラントを骨縁下埋入する場合は、辺縁骨がプラットフォーム全体を覆ってしまうため、埋入後に特殊なカバーキャップ（T-cap）を装着してから縫合します（**図3-1-3a〜d**）。

　一方、エクスターナルバットジョイントやインターナルバットジョイントのインプラント体を埋入する場合、アバットメントのマイクロモーションにより咬合負荷後に約2mmの辺縁骨の吸収を生じるので、結局長さ10mmのインプラント体を埋入しても、8mm程度しか骨結合が成立しません。その結果、粗面表面が辺縁骨から露出してバイオフィルムが蓄積してしまったら、インプラント周囲組織疾患がいつ重症化しても、不思議ではない状態になってしまいます。

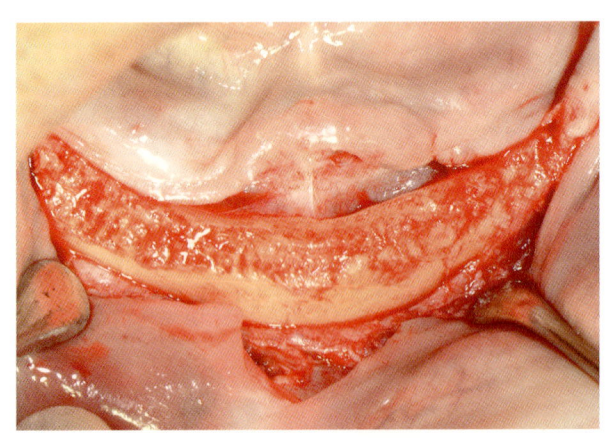

図3-1-3a　下顎前歯部に4本のモーステーパージョイントのインプラント体を埋入予定。

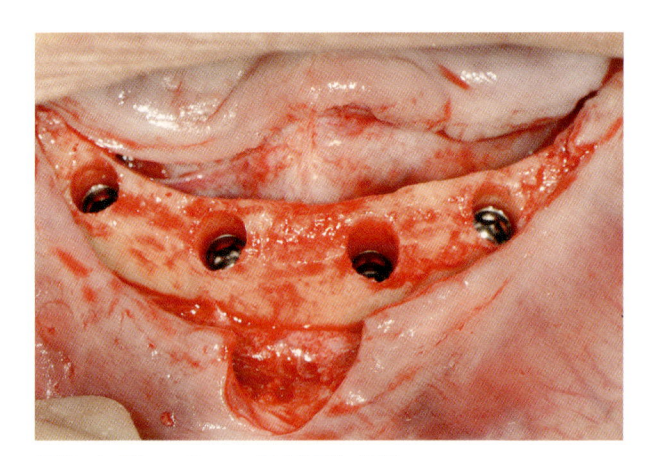

図3-1-3b　3mm骨縁下に埋入。

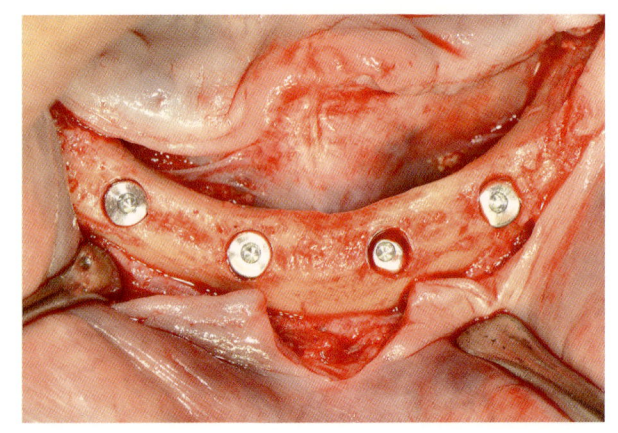

図3-1-3c　高さ2mmのカバーキャップ（T-cap）を装着。

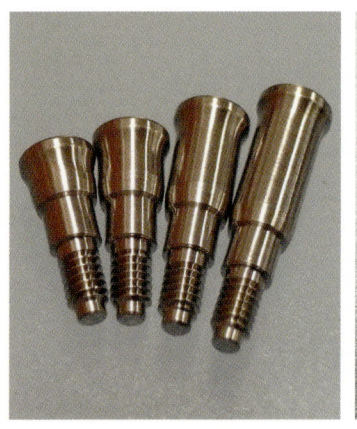

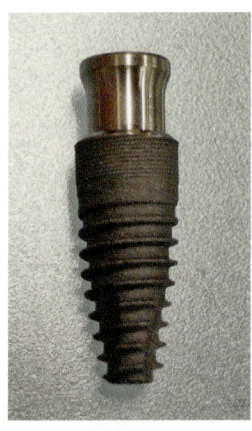

図3-1-3d　T-cap（左）とT-cap装着時のインプラント。骨縁下埋入をスムーズに実行するために、インプラント体埋入後、周囲骨組織を削合しないで装着できるよう、カバーキャップとしてT-capが必要である。

3-1-4 骨縁下埋入の注意点

　骨縁下埋入を行う場合、いくつかの注意点があります（**図3-1-4**）。

　一つは、インプラント体の迷入です。主に下顎大臼歯部で、皮質骨と海綿骨の骨質が大きく異なる症例では、インプラント体を骨縁下に埋入しようとしても、海綿骨の骨質が軟らかくて初期固定を得られず、海綿骨内に迷入してしまうことがあります。通常の埋入術式では、硬い皮質骨部でインプラント体の初期固定を得ますが、骨縁下埋入では軟らかい海綿骨で初期固定を得なければならず、その結果、迷入してしまうリスクがあります。このような症例では、皮質骨部のみドリルで慎重に形成し、海綿骨部はオステオトームを用いて骨組織を圧縮して埋入するなどの工夫が必要です。

　また、インプラント埋入時の一般的な注意点でもあるのですが、下顎部にインプラント埋入窩を形成する場合、ドリルを舌側に穿孔して、オトガイ下動脈や舌下動脈を傷つけてしまうことがあります。長さ12mm以上の長いインプラント体を無理に骨縁下埋入せずに、長さ10mm以下のモーステーパージョイントのインプラント体を活用すべきです。

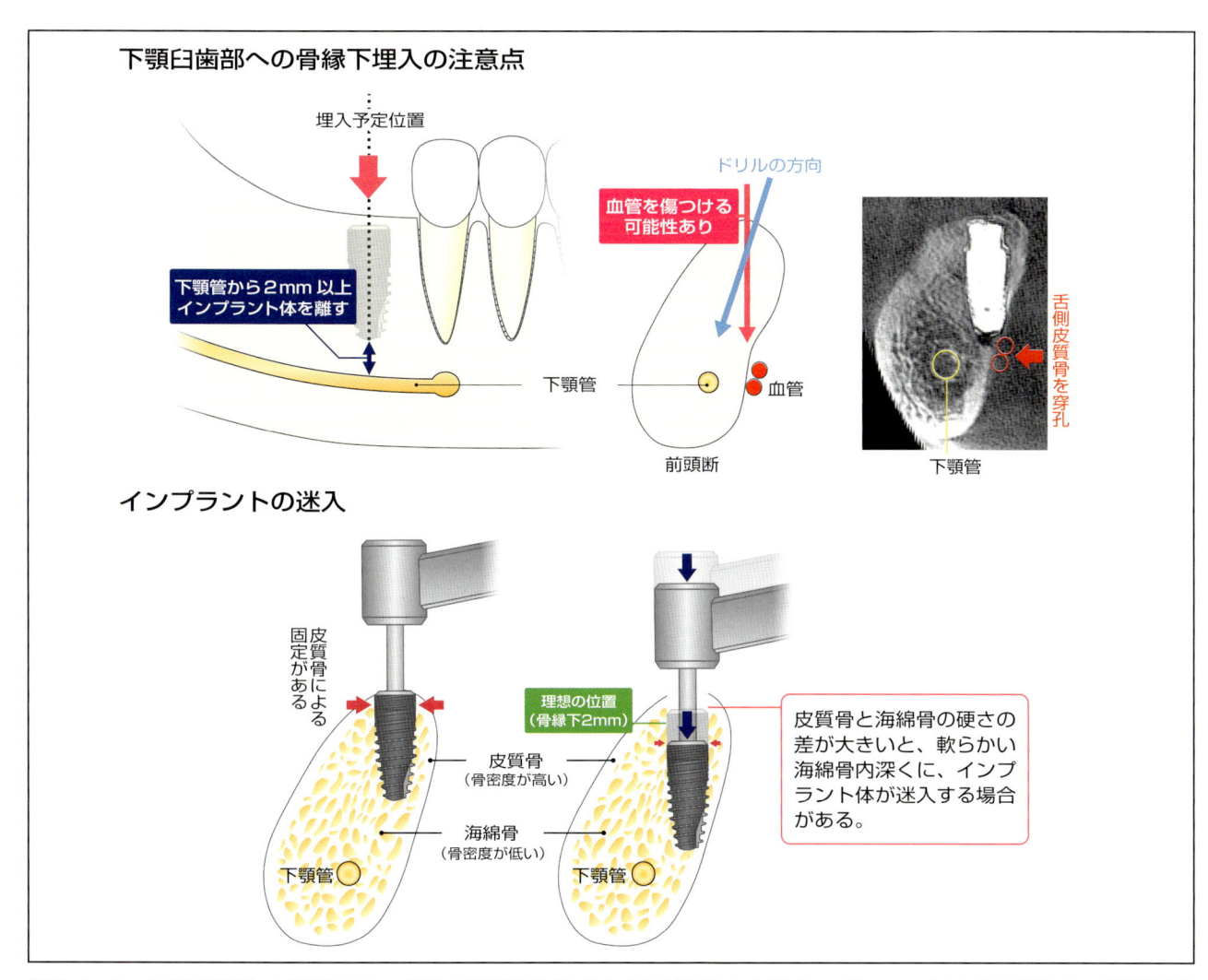

図3-1-4　骨縁下埋入の注意点は、硬い皮質骨と軟らかい海綿骨のような、ギャップのある骨質での初期固定の確立である。

3-1-5　口腔内の状態に合わせた治療法の選択

　口腔内は、ほかの身体の部位と同様に個人差があります。

　歯周病の患者や骨質のよくない患者。また、インプラント体を埋入する部位によっては、土台となる顎骨の形や硬さも様々です。

　インプラント治療を長期安定させるには、インプラント体の土台となる顎骨や軟組織を考慮し、それぞれの口腔内の状態に合わせて、最適な埋入方法を選択します（**図3-1-5**）。

①複雑で、侵襲性の高い骨造成術を避けて、ショートインプラントを活用する。
②①と同じ理由で、インプラント体を傾斜埋入する。
③骨組織の不足している部位に骨造成術を行い、しっかりとした土台を造る。

　また、インプラント体の埋入時に骨造成術を併用する場合、モーステーパージョイントのインプラント体を骨縁下埋入することで、より良好な予後が望めます。

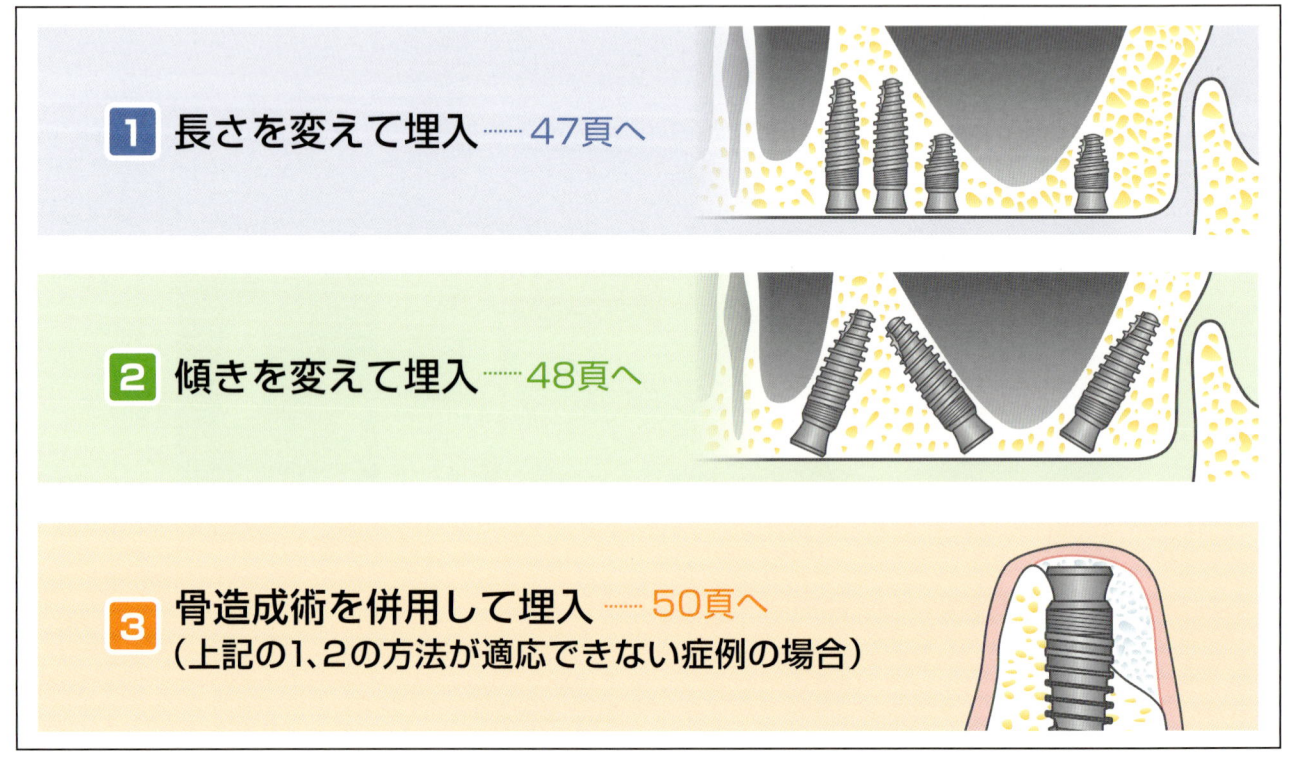

1 長さを変えて埋入 …… 47頁へ

2 傾きを変えて埋入 …… 48頁へ

3 骨造成術を併用して埋入 …… 50頁へ
（上記の1、2の方法が適応できない症例の場合）

図3-1-5　骨質や骨量によってインプラント体の選択や埋入法を検討する必要がある。症例によっては骨造成術を併用する。重要なのは術前の綿密な診断である。

3-1-6 ショートインプラント(長さ8mm以下のインプラント体)を活用する

　侵襲性の高い骨造成術を避けて、短いインプラント体を用いて、骨縁下埋入する方法があります(図3-1-6)。

　図3-1-6は、直径5mm 長さ6mmのモーステーパージョイント嵌合を有するインプラント体(ケンテック社)を下顎大臼歯部に応用した症例です。

　下顎臼歯部は下顎管が近接しており、下歯槽神経にインプラント体が接触すると、下唇からオトガイ部にかけて麻痺が生じるので、長いインプラント体を選択できない症例があります。

　このような場合、長さ8mm以下の「ショートインプラント」を用います。

　骨吸収の少ないモーステーパージョイントのショートインプラントを、可及的に0.5〜1.0mm骨縁下埋入することで、安定して使用できます。

リスクを伴う骨造成を避け、ショートインプラントを適用した症例

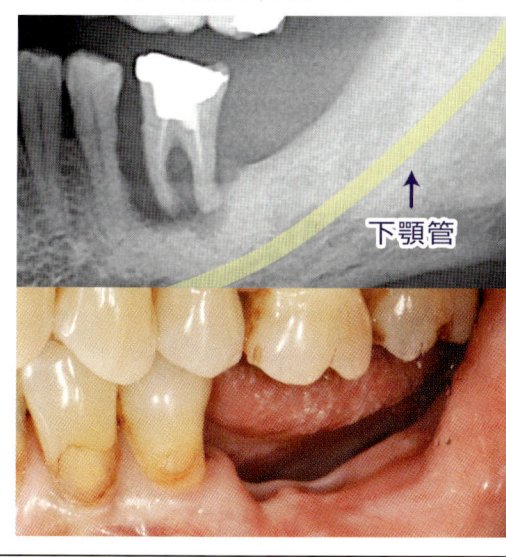

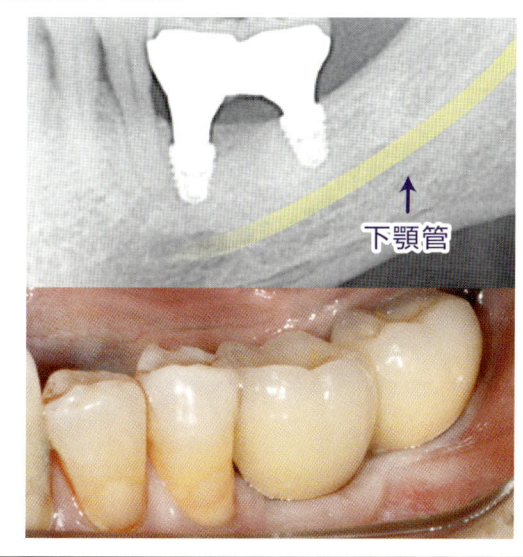

図3-1-6　「6̄7̄部にショートインプラント(φ5.0×長さ6.0mm、ケンテック社製)を埋入した症例。下顎管に近接する部位で、モーステーパージョイントのショートインプラントを0.5mm程度骨縁下埋入した。リスクの多い垂直的な骨造成術を併用するよりも、下顎管への損傷を注意しながら、ショートインプラントを骨縁下埋入することで、インプラント周囲炎のリスクを軽減できる。

3-1-7　侵襲性の高い骨造成術を行わずに、インプラント体の傾きを変えて埋入する

　侵襲性の高い骨造成術を用いずに、既存骨の形態に適合させて、インプラント体を埋入します。

　特に上顎臼歯部や下顎臼歯部は、鼻腔や神経、血管を傷つけないように、ショートインプラントを選択するか、あるいは傾斜埋入を用います。

　図3-1-7は、上顎洞を避けて、インプラント体を傾斜埋入させた症例です。傾斜埋入の注意点は、傾斜角度が大きくなると、辺縁骨が負担する応力が大きくなることです。

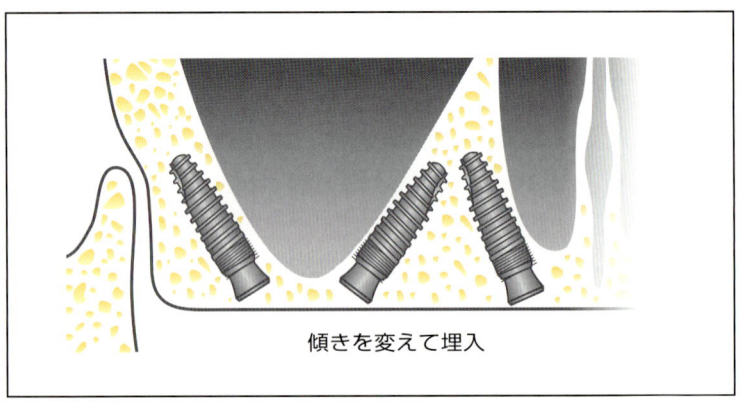

図3-1-7a　傾斜埋入したインプラント。

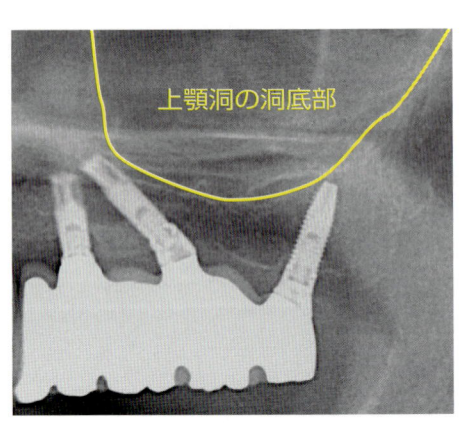

図3-1-7b　侵襲性の高い上顎洞部の骨造成術を避けて傾斜埋入した症例。

傾斜埋入したインプラントの光弾性モデル
最遠心のインプラントにかかる荷重（147.09N≒14kg）

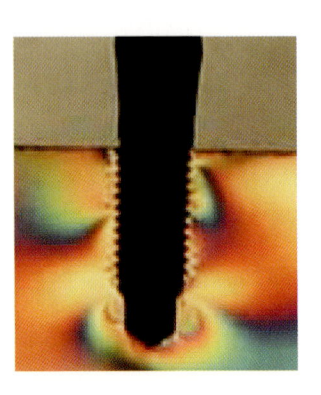

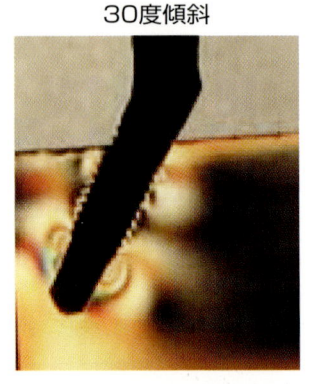

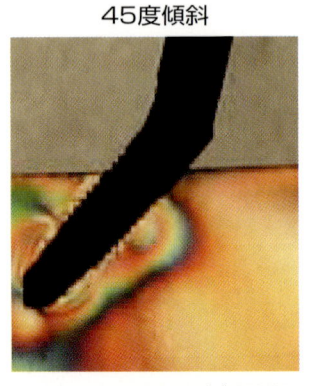

30度傾斜　　　45度傾斜

Begg T et al. Int J Oral Maxillofac Implants 2009;24(4):663-671.

図3-1-7c　傾斜埋入したインプラント辺縁骨には、咬合力により、より多くの応力がかかる。

3-1-8 抜歯直後のインプラント治療

治癒期間を短縮し、患者さんの負担を軽減するために、抜歯と同時に、抜歯窩にインプラント体を埋入し、抜歯窩の骨組織とインプラント体のすき間（ジャンピングディスタンス）に骨組織を再生する即時埋入法があります（図3-1-8）。

即時埋入法を行ううえでの注意点は、薄いバイオタイプの症例では（thin-scallop 型）、インプラント体を埋入することで骨吸収や軟組織の退縮を抑制できないことです。

しかし、抜歯窩にインプラント体を骨縁下埋入し、メンブレン（膜）や骨補填材料を用いて骨造成術を行うか、あるいは遊離結合組織移植術を併用することで、有効な結果が得られます。

また、抜歯窩に残存する肉芽組織を、徹底的に除去することも重要です。あらゆる症例において、感染組織の残留は、治癒の妨げとなります。

感染が進行し、組織の欠損が大きい場合は、2～3ヵ月間、抜歯窩の治癒を待って（少なくとも軟組織の治癒を待って）、インプラント体の埋入を行うべきです。

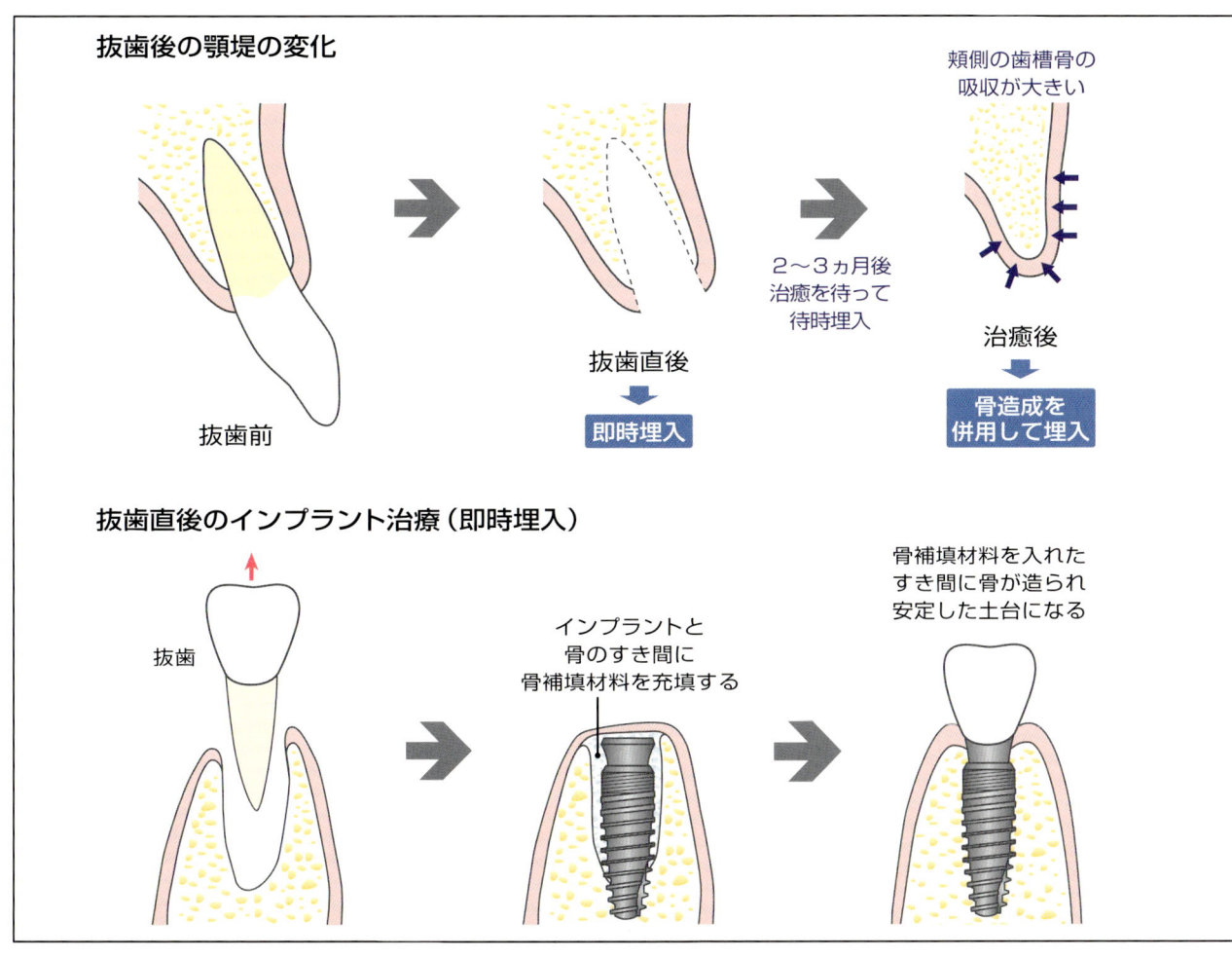

図3-1-8 抜歯後の歯槽骨は頰側での骨吸収量が大きい。症例によっては治癒期間を短縮するため、即時埋入を行う。インプラント体と既存骨のすき間（ジャンピングディスタンス）に骨補填材料を填入し、メンブレンで被覆する。インプラント体は骨縁下埋入を行い、2～3mmの高さのあるカバーキャップでスペースメイキングの支えとする。

3-1-9　骨造成術の予知性を向上させる骨縁下埋入

　現在、歯を失う一番の原因は歯周病です。歯周病が進行すると、歯の支持骨が吸収し、歯を失います。

　歯周病のため抜歯された部位は、歯槽骨が吸収してしまい、インプラント体を埋入するのに骨量が不足する場合があります。特に、頬側の歯槽骨は抜歯後、経時的に吸収していく傾向が強くなります（**図3-1-8**）。

　骨造成術は、インプラント体を埋入する際に、不足している骨量を、垂直的あるいは水平的に補填する骨増大術です。

　骨造成術を行うには、骨組織が再生するスペースを自家骨や骨補填材料〔骨組織が再生するのを助ける材料。β-TCP（β-リン酸三カルシウム）やHA（ハイドロキシアパタイト）などを用いて保持し、軟組織の侵入を防ぐために膜（非吸収性と吸収性膜がある）〕を置くという術式です（**図3-1-9**）。

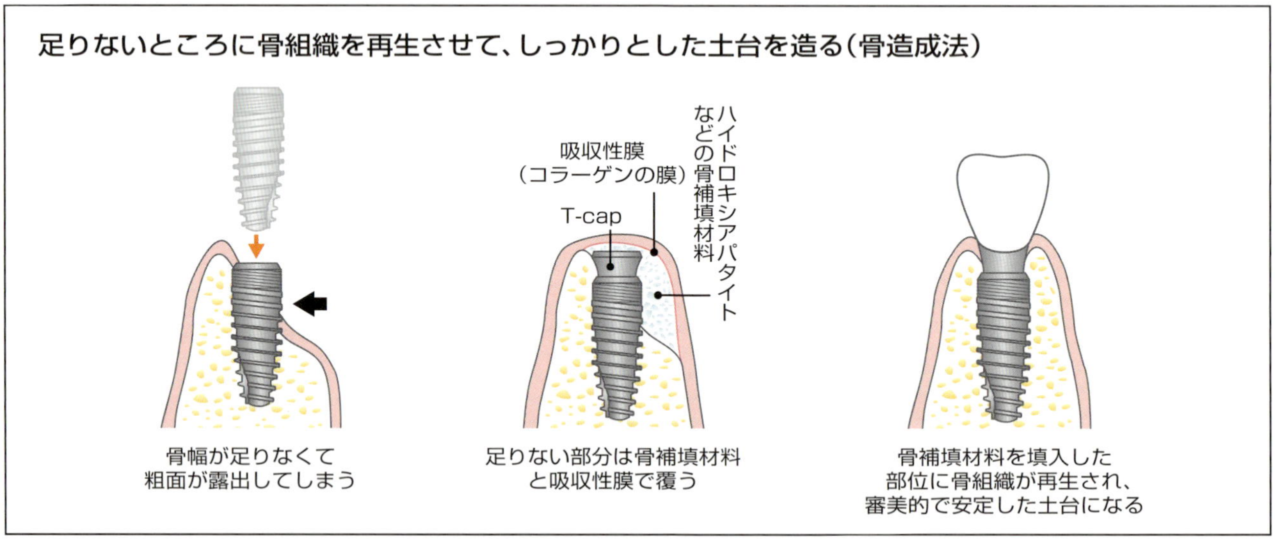

足りないところに骨組織を再生させて、しっかりとした土台を造る（骨造成法）

- 骨幅が足りなくて粗面が露出してしまう
- 足りない部分は骨補填材料と吸収性膜で覆う
- 骨補填材料を填入した部位に骨組織が再生され、審美的で安定した土台になる

吸収性膜（コラーゲンの膜）　T-cap　ハイドロキシアパタイトなどの骨補填材料

図3-1-9a　できるだけ既存骨を利用し、最小量の骨造成を行う。骨造成症例においても、骨縁下埋入を行う。

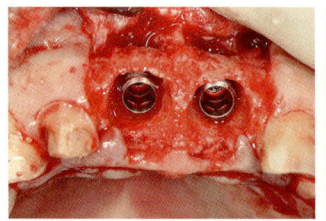

図3-1-9b①　1|1部に即時埋入。
図3-1-9b②　骨縁下3mmに埋入。 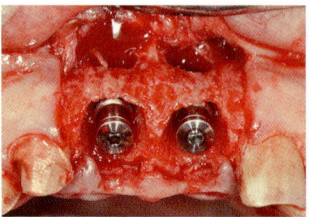
図3-1-9b③　骨とインプラント体のギャップに骨補填材料を填入。 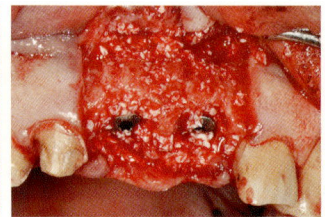
図3-1-9b④　吸収性膜にて被覆。 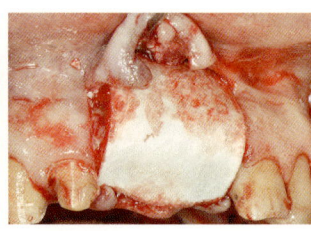
図3-1-9b⑤　1骨膜粘膜弁を減張切開し縫合。 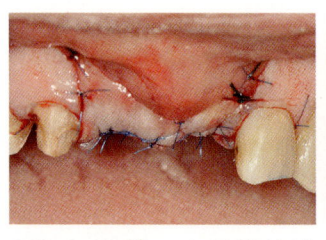
図3-1-9b⑥　アバットメント装着。 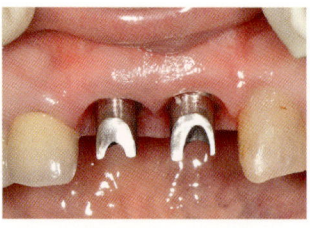
図3-1-9b⑦　上部構造を装着。 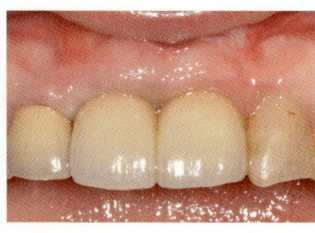
図3-1-9b⑧　デンタルX線写真。

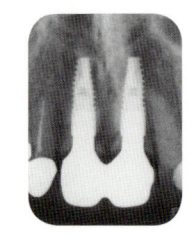

3-1-10 できるだけ既存骨を利用して、骨造成術の予知性を高める

　抜歯後の治癒の過程で、歯槽骨の骨幅が狭まり、インプラント体を埋入するのに水平的に骨量が不足した場合、スプリットクレスト法で骨幅を拡大します。

　スプリットクレスト法を確実に行うには、「ピエゾサージェリー」という超音波を用いて骨を分割する器具を用いると、比較的に容易に行えます（**図3-1-10a**）。

スプリットクレスト法による骨幅拡大（骨幅は最低限4mm以上必要）

骨幅が狭く、このまま埋入すると、インプラントが骨から露出してしまう。

通常の骨縁下埋入の形成窩より2mm深く、ピエゾサージェリーにて2分割にする。縦方向には皮質骨の深さまで分割して、ボーンエキスパンダーにて丁寧に骨幅を拡げる。

インプラント体と抜歯窩のすき間に骨補填材料を充填し、2〜3mm骨縁下埋入する。

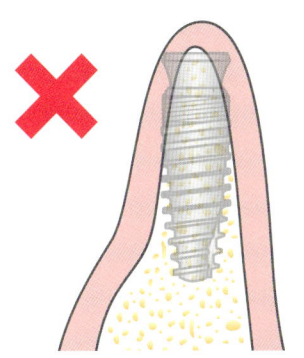

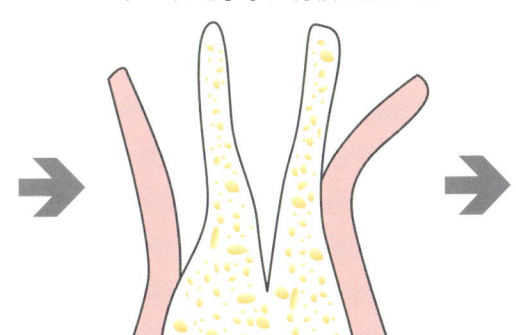

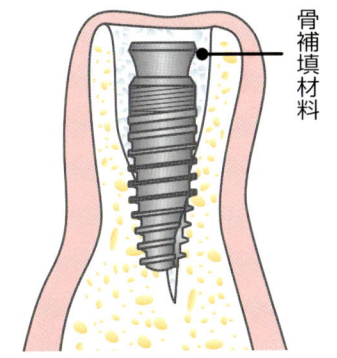

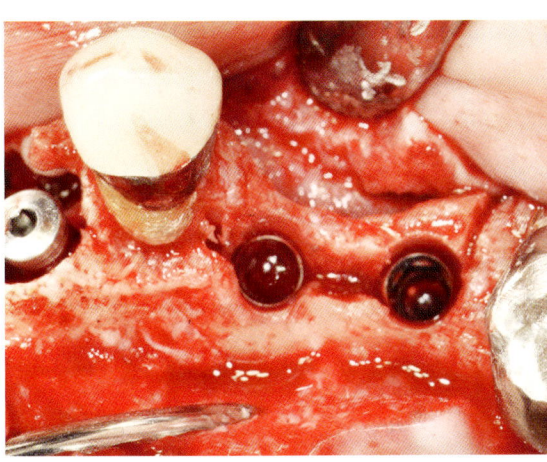

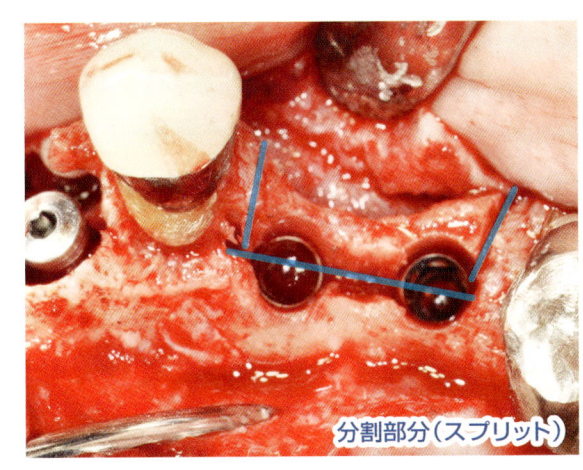

骨補填材料

分割部分（スプリット）

ピエゾサージェリー
三次元超音波振動を利用することで切削部分の長さ・深さを正確にコントロールできる。これにより、神経や血管などの軟組織を傷つけず、安全に骨だけを切削することが可能。

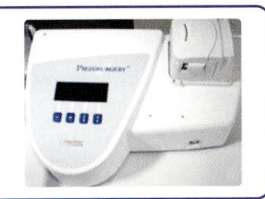

図3-1-10a　既存骨の骨幅が4mm以上存在すれば、スプリットクレスト法と骨縁下埋入法を併用し、リスクの少ない骨造成術を施せる。

3章 インプラント周囲炎を予防するための臨床術式

さらに、上顎洞（副鼻腔）が歯槽頂に近接している場合、上顎洞粘膜（いわゆる「シュナイダー膜」）を破らないように挙上し、できたスペースに自家骨や骨補填材料（β-TCPやHAなど）を填入する術式を行います（**図3-1-10b**）。現在、採取時の負担が大きい自家骨を用いずに、牛骨由来のHA（Bio-Oss®など）だけをスペースに填入する術式が多く選択されています。上顎洞側壁部の骨を削合する方法（サイナスリフト）と歯槽頂からオステオトームという器具を用いて、盲目的にスペースを作る方法（ソケットリフト）が、主に用いられます。

両者に共通する注意点は、上顎洞粘膜を極力、損傷させないことです。損傷しなければ、インプラント体を支える支持骨の造成が期待できます。

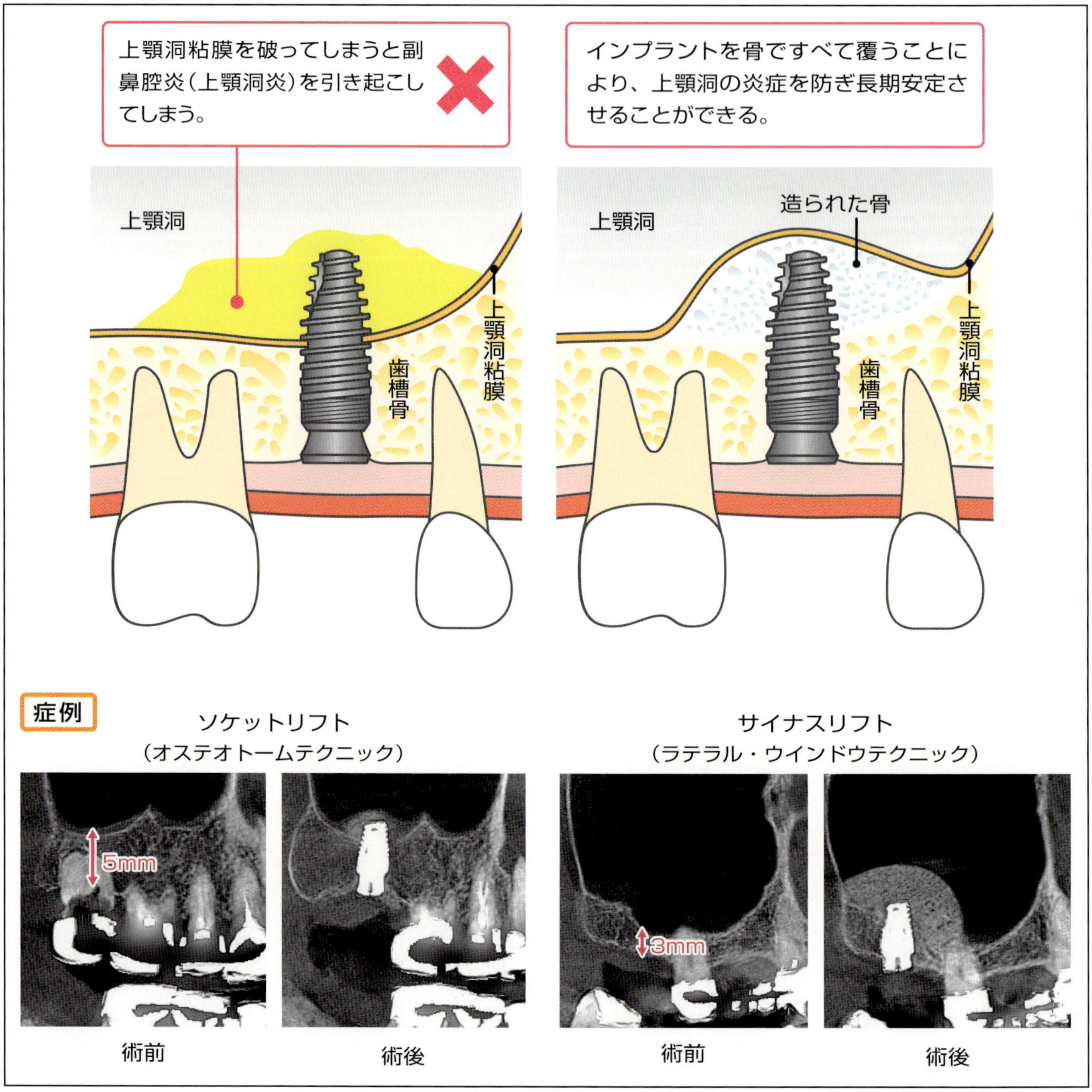

図3-1-10b ソケットリフトやサイナスリフトで骨縁下埋入を行う際に、初期固定が得られない症例では、ステージアプローチ（まず骨造成術を行い、骨組織再生後に埋入手術を行う方法）の術式を用いる。

3-1-11　角化粘膜の必要性

インプラント周囲粘膜は、角化歯肉（付着粘膜）と角化していない歯槽粘膜（可動粘膜）に分かれます。インプラント周囲粘膜が角化歯肉でないと、ブラッシングの際、疼痛を感じ、的確な口腔清掃を保てません（**図3-1-11a**）。また、角化していない歯槽粘膜は可動性が大きく、咀嚼時に、食物残渣をインプラント周囲組織に押し込んでしまいます（**図3-1-11b**）。

インプラント周囲炎と角化歯肉の存在の関連性を示すエビデンスは、いまだ乏しいですが、メインテナンスのしやすさを考慮すると、角化歯肉は必要であると考えます。角化歯肉の獲得方法として、上顎部の場合、二次手術（オープニング）の際に、口蓋部の角化歯肉を頬側に移動する術式があります。また下顎部の場合、口蓋から角化歯肉を遊離移植する方法があります。

図3-1-11a　角化歯肉の存在は、インプラント周囲組織のメインテナンスを容易にする。

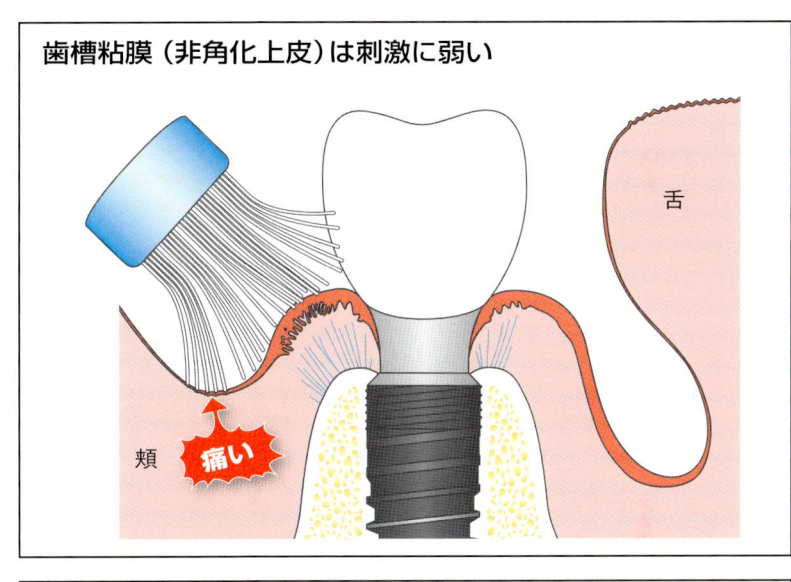

図3-1-11b　可動性の少ない角化歯肉の存在は、インプラント周囲組織への食物の押し込みを軽減する。

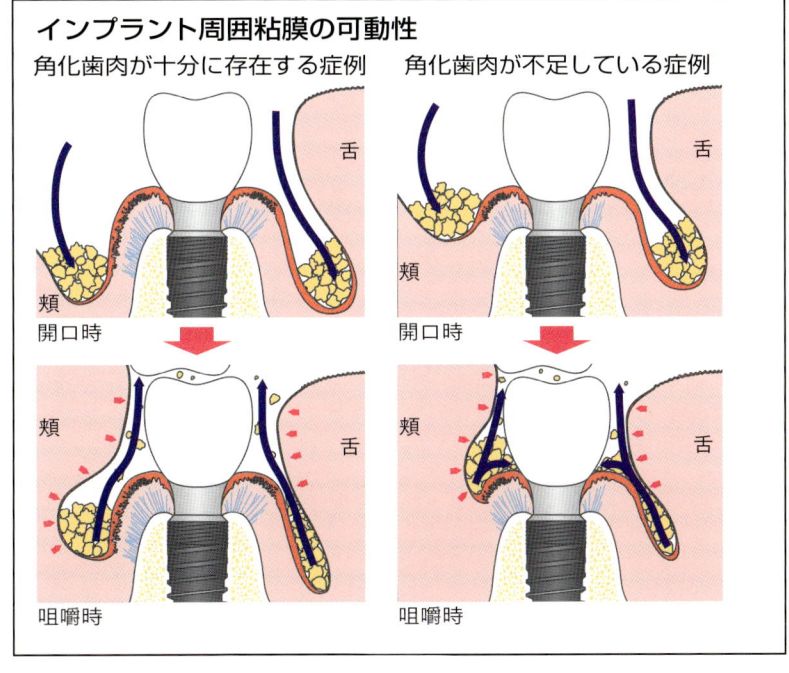

3-1-12　インプラントの審美性を向上させる骨縁下埋入

　顎骨を覆っている歯肉の厚みは、部位によって、だいたい決まっています。前歯部は骨から3〜5mmほどの厚みがあり、臼歯部では薄くなります。

　また、歯槽骨の頂部が高い位置にあれば、歯肉も高い位置で安定します。逆に、歯槽骨の頂部が低い位置にあれば、歯肉は低く位置します。特に、前歯の間にすき間があると、審美性を著しく阻害します。

　結果として、インプラントの上部構造を審美的に作りあげるためには、インプラントの辺縁骨の位置を高くすることが重要です（図3-1-12a）。

インプラント間距離と歯間乳頭の高さ

天然歯 ── 1mm ── 歯根膜からの血流により、歯間乳頭は保たれる

天然歯 対 インプラント ── 6.5mm / 1.5mm

エクスターナルバットジョイント ── 4.5mm / 3mm

Garber DA et al. Compend Contin Educ dent 2001;22(3):210-218.

図3-1-12a　モーステーパージョイントのインプラント体を並べて骨縁下埋入した場合、プラットフォーム上の厚い辺縁骨が支えとなって、歯間乳頭は退縮しにくい。

「3mmルール」が厳密に適応される場合

三角の隙間ができてしまう（ブラックトライアングル）
歯肉は骨頂から4.5mm以上成長しない

3mm以上 / 3mm以下

いわゆる「3mmルール」を侵してしまうと、上の右図のようにインプラント間の骨組織が吸収され、歯間乳頭部の間にすき間ができてしまう（ブラックトライアングル）。

インプラント間の骨組織が吸収している

アバットメントとの嵌合にマイクロギャップがあるインプラントシステムを用いた場合は「3mmルール」が厳密に適応される

モーステーパージョイントの場合

モーステーパージョイントはインプラント間距離が2mm以上であれば骨組織が吸収せず、歯間乳頭も退縮しない。

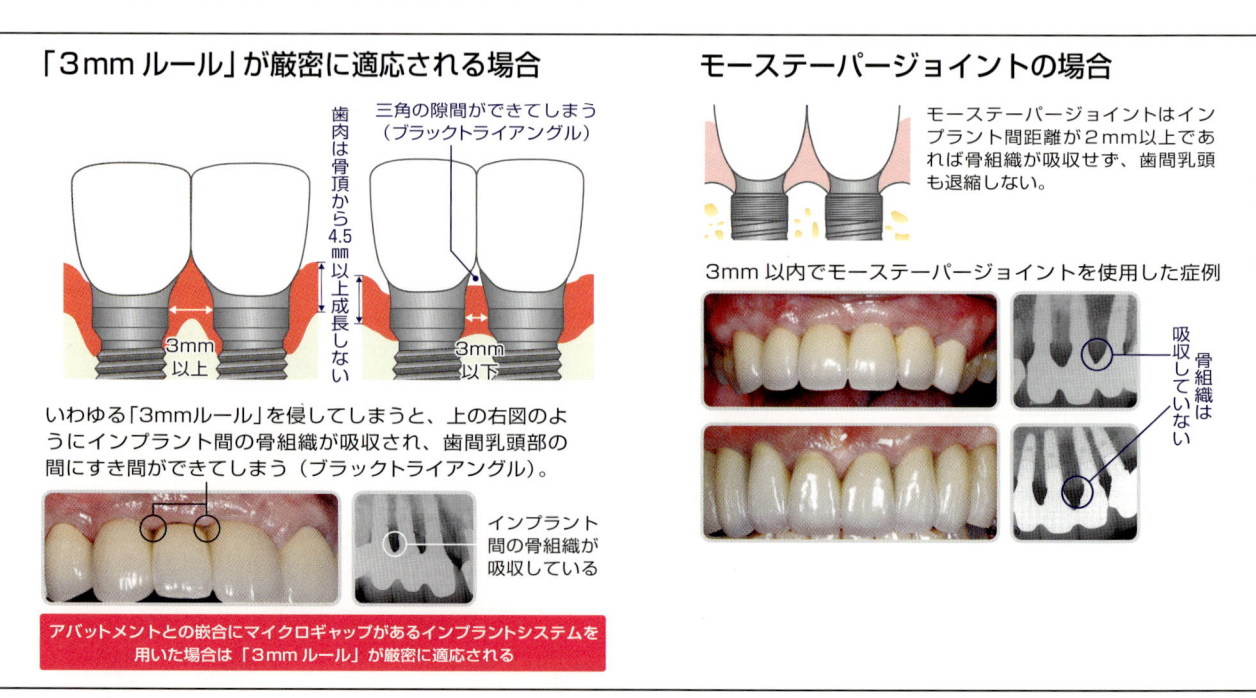

3mm以内でモーステーパージョイントを使用した症例

骨組織は吸収していない

図3-1-12b　アバットメントとの嵌合部に、マイクロギャップの存在するバットジョイントの嵌合は、インプラント間距離に「3mmルール」が厳格に適応される。もし3mm未満に接近してしまうと、辺縁骨の吸収が生じ、インプラント周囲炎のリスクが増える。

3章1 インプラント周囲炎を起こさないための埋入深度

エクスターナルバットジョイントやインターナルバットジョイントのインプラントシステムは、アバットメントのマイクロモーション（微小動揺）によって、半径1.2〜1.5mmの円状に骨吸収するので、インプラントを並べて埋入する場合は、中間の辺縁骨を残して、審美性を損なわないように3mm以上、離してインプラント体を埋入します。

この、いわゆる「3mmルール」を侵してしまうと、**図3-1-12b**のように、インプラント体間の骨が吸収してしまい、上部構造の間にブラックトライアングルを生じてしまいます。

一方、モーステーパージョイントのインプラントシステムでは、インプラント体を並べて埋入する場合、2mm以上インプラント体を離して埋入すれば、中間部の骨吸収を生じないために、歯間乳頭が退縮せずにブラックトライアングル（歯間部のすき間）を生じることはありません（**図3-1-12b**）。

図3-1-12cでは、モーステーパージョイントのインプラント間距離を2mm離した症例と3mm離した症例の、辺縁骨の吸収量（骨のリモデリング量）を比較した実験結果を示しています。2mm離した症例と3mm離した症例の骨吸収量はほとんど差がありません（de Oliveiraら、2009年）。

モーステーパーテーパージョイントのインプラント体を骨縁下埋入することで、インプラント周囲炎を予防できるだけでなく、インプラントの審美性も比較的容易に確保できるのです。

モーステーパージョイントの適正なインプラント間距離は「2mm以上」

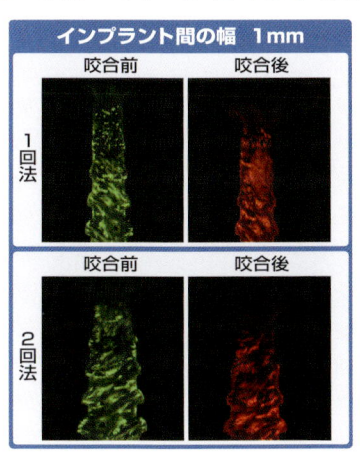

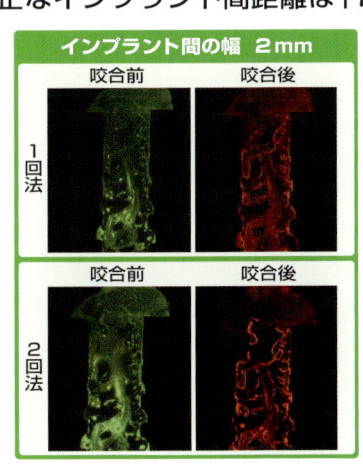

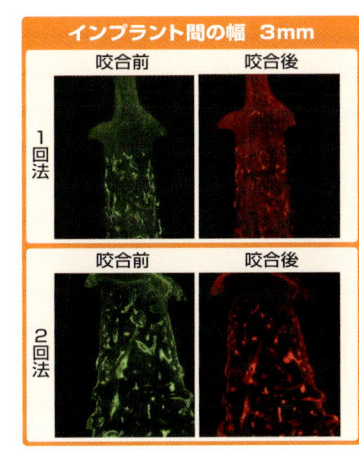

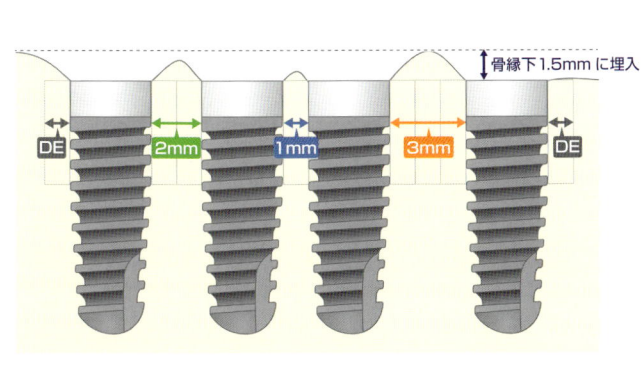

距離／グループ	咬合前	咬合後
1mm		
2回法	27.0%±0.03%	23.0%±0.05%
1回法	25.2%±0.04%	23.1%±0.03%
2mm		
2回法	21.3%±0.07%	18.2%±0.05%
1回法	19.9%±0.03%	18.1%±0.04%
3mm		
2回法	18.8%±0.04%	18.3%±0.03%
1回法	19.8%±0.04%	18.3%±0.03%
Distal-extension		
2回法	17.0%±0.04%	16.6%±0.02%
1回法	18.4%±0.04%	17.4%±0.04%

骨のリモデリング量（％）（平均値 ± 標準偏差）

de Oliveira JC et al. Int J Oral Maxillofac Implants 2009;24(2):257-266.

図3-1-12c モーステーパージョイントのインプラント体を並べて骨縁下埋入した場合、インプラント間距離を2mm以上離せば、辺縁骨の吸収量（骨のリモデリング量）は少なく、上部構造間にブラックトライアングルもできにくい。3mm以上離せば、より吸収量は少なくなる。

3-2-1　インプラント周囲炎が起こりにくいカスタムアバットメント使用の勧め

　多くの歯科医師は、簡単に、正確な嵌合状態を得られるため、工場で製作された既製アバットメントを用います。また、歯科技工士がパターンを製作し、鋳造やCAD/CAM操作を経て製作された、カスタムアバットメントも存在します。

　既製アバットメントの利点としては、ワックスアップや鋳造、CAD/CAMなどの技工操作の工程が短縮されるため技工料を抑えることができ、より生体親和性の高いチタンやジルコニアを用いることができる点です。しかし、既製アバットメントは補綴的な許容度が少なく、アバットメントに傾斜を付与するのにも限界があります。その結果、インプラント周囲炎を積極的に予防するためには、既製アバットメントでは対応できない場合が多いのです。

　インプラント体の長軸方向に咬合力が作用すれば、辺縁骨への応力集中を防ぐことができ、アバットメントのデザインの単純化が可能になり、既製アバットメントでも対応しやすくなります。しかし、インプラント体を埋入する部位は、抜歯後に起こる歯槽骨の吸収と軟組織の退縮を伴っている症例が多いのです。

　補綴的に理想的な位置に、インプラント体を埋入する補綴主導型プロトコール（トップダウンプロトコール）を進めるには、特に骨幅が狭い症例においては、ブロック骨移植など侵襲性のより高い外科処置が必要となります。よって、さらに治療期間が長くなり、患者サイドの負担が重くなってしまいます。

　一方、外科主導型プロトコールの場合、既存骨の状態に応じて、インプラント体を埋入するために、骨造成術などの追加処置が少なく、手術の手技自体もシンプルです。しかし、補綴的に理想的な位置に対して、インプラント体の長軸が、頬舌的に傾斜してしまいがちです。

　そのような場合、カスタムアバットメントを使用することによって、補綴的に理想的な位置に上部構造を製作することができ、インプラント周囲組織をより理想的に配置できます（**図3-2-1**）。

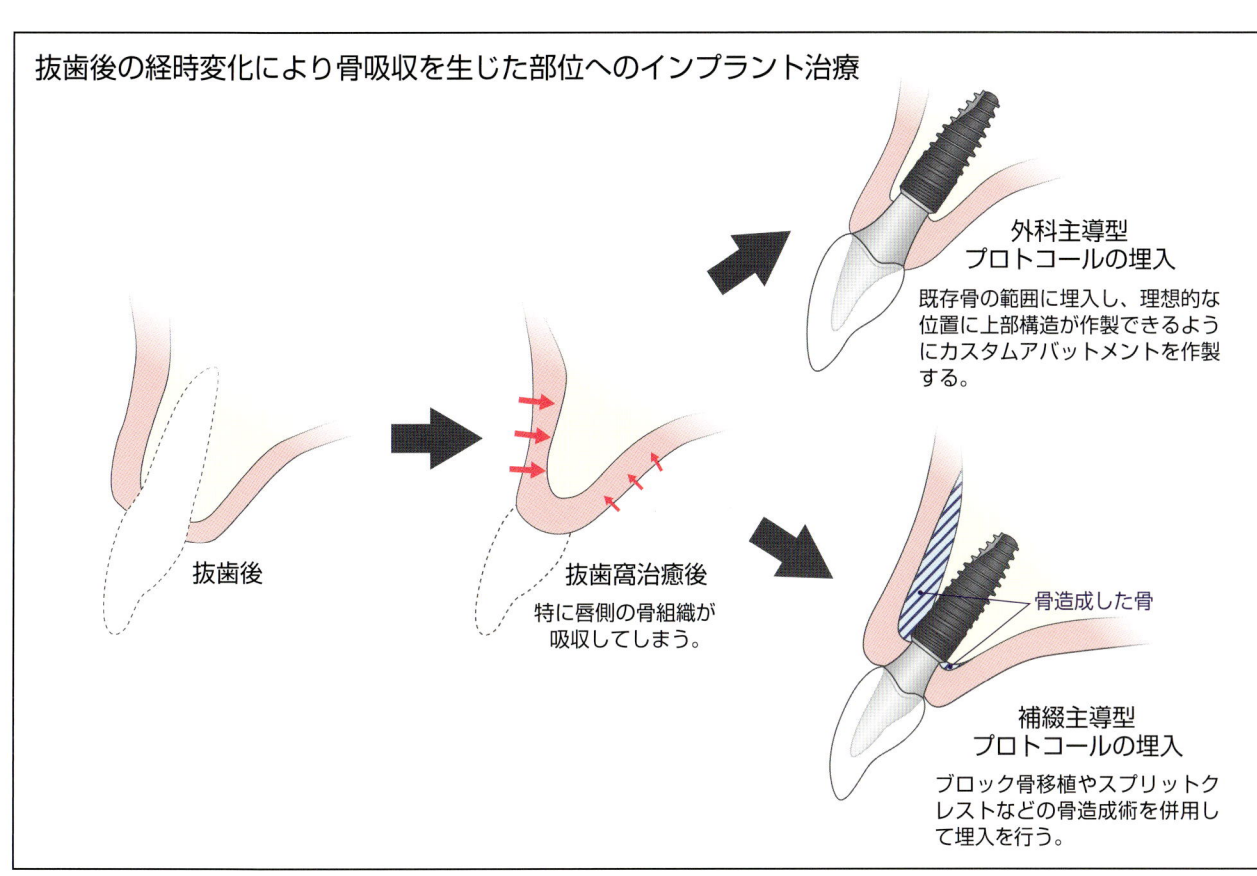

3章2　インプラント周囲炎を起こさないためのアバットメント形態および上部構造

図3-2-1　外科主導型プロトコールの埋入法は、外科処置による侵襲性が少ないために治療期間を短縮できるが、補綴処置が複雑になる。一方、補綴主導型プロトコールの埋入法では、侵襲性の高い骨造成法が必須となる。外科主導型では、埋入位置の骨形態によって既製アバットメントでは対応できない症例が多く存在する。そのような場合、カスタムアバットメントを用いることで問題は解決できる。また、審美性を必要とする上顎前歯部においても補綴設計上の自由度が高いカスタムアバットメントが必須となる。

57

3-2-2　インプラント周囲炎が起こりにくいアバットメントの材質

　アバットメントの材質には、主にチタン、チタン合金、金合金、セラミック（ジルコニア）があります。生体親和性について、Abrahamsson（図3-2-2a）やWelander（図3-2-2b、c）らは、金合金製アバットメントがチタンやセラミック製のそれに比べて、軟組織に対する為害作用があり、辺縁骨の吸収を引き起こしやすいと報告しています。しかし、ジルコニアに関しては、嵌合部やアクセスホール部での破折のリスクなど、強度上の問題点があり、チタンに関しては鋳造などの技工操作が困難であるなど、種々の欠点があるため、それぞれの特徴を考慮してアバットメントの材質を選択するべきです（図3-2-2d）。

　また、ジルコニアアバットメントにはすべてジルコニアで製作されたものと、嵌合部がチタン合金で製作されたもの（図3-2-2e）があり、それぞれに利点・欠点が存在します。

　CAD/CAMについては、いまだに嵌合部の精度や経済性の面などで問題がありますが、これから普及していくにつれて、徐々に問題点は改善されていくでしょう。

エクスターナルバットジョイントインプラントのアバットメント材質の違いによるインプラント周囲組織の変化
（Brånemark System®、3.75×7mm Nobel Biocare、アバットメント装着6ヵ月後、イヌ下顎）

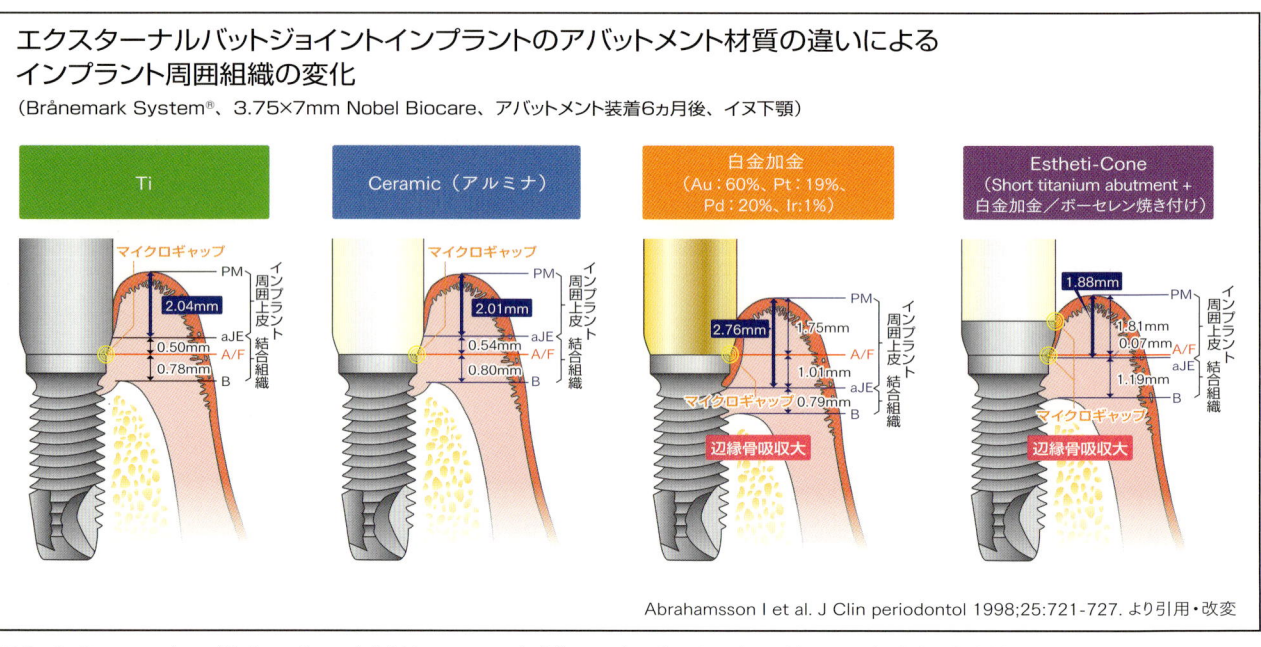

Abrahamsson I et al. J Clin periodontol 1998;25:721-727. より引用・改変

図3-2-2a　チタン製やアルミナ製（セラミック製）アバットメントに比べ、白金加金製とEstheti-Coneのそれを用いた場合、辺縁骨の吸収はより大きい。白金加金製は生体親和性が低く、Estheti-Coneは2ヵ所あるマイクロギャップ由来のICTの存在が原因である。

3章2　インプラント周囲炎を起こさないためのアバットメント形態および上部構造

モーステーパージョイントインプラントのアバットメント材質の違いによるインプラント周囲組織の変化
（OsseoSpeed、4.5×9mm、Astra Tech アバットメント装着5ヵ月後、イヌ下顎）

Ti	Ceramic（ジルコニア）	白金加金
PM 1.83mm / A/F aJE / 1.02mm B	PM 1.75mm / aJE A/F / 0.95mm B	PM 2.07mm / aJE A/F / 1.71mm B（辺縁骨吸収大）

図3-2-2b

Welander M et al. Clin Oral Impl Res 2008;19:635-641. より引用・改変

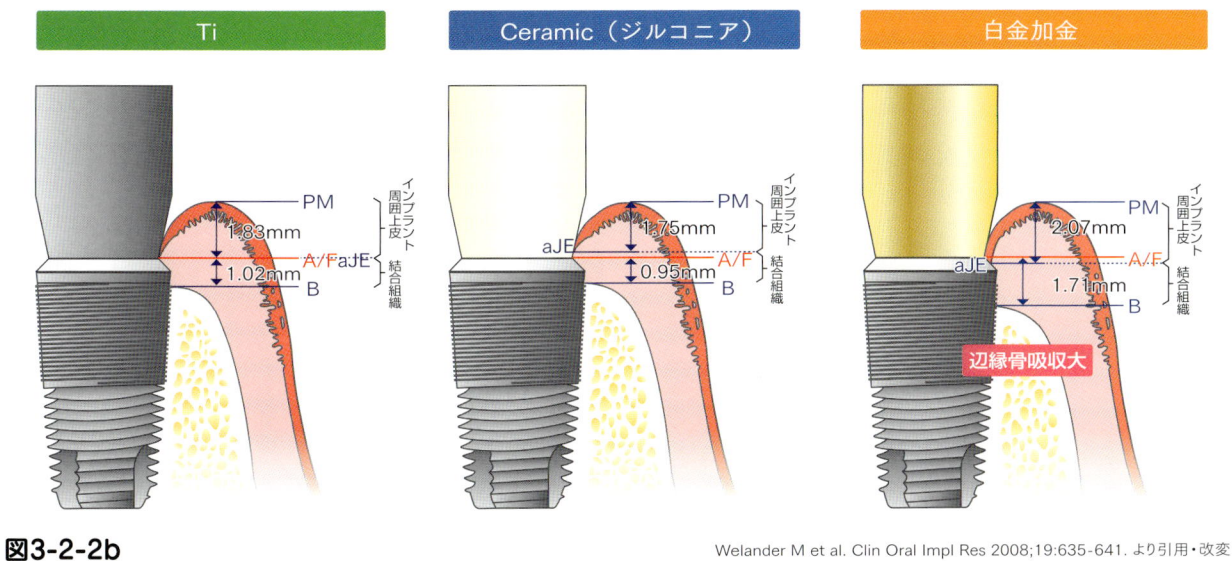

図3-2-2b、c モーステーパージョイントのインプラントシステムにおいても、チタン製やジルコニア製アバットメントに比べ、白金加金製での辺縁骨の吸収がより大きい。さらに、インプラント周囲結合組織の組成では、白金加金製アバットメント周囲結合組織のみに、より多くの炎症性の変化が認められる。（図2-2-7b）

インプラント周囲結合組織の組成

アバットメントの材質	Ti	Ceramic（ジルコニア）	白金加金
コラーゲン組織	50.1 %	48.5 %	18.1 % ↓
血管組織	6.5 %	8.0 %	4.9 %
線維芽細胞	36.8 %	34.2 %	16.8 % ↓
リンパ球	1.6 %	2.6 %	29.8 % ↑
残りの組織	5.1 %	6.8 %	31.4 %

インプラント周囲結合組織の炎症性変化

図3-2-2c

Welander M et al. Clin Oral Impl Res 2008;19:635-641. より引用・改変

カスタムアバットメント作製による材質の特徴

アバットメントの材質	生体親和性	嵌合部強度	審美性	鋳造操作性	CAD/CAM	経済性
チタン合金	○	○	△	×	○	△
ジルコニア	○	×	○	／	○	×
金合金	×	○	△	○	×	○

図3-2-2d カスタムアバットメントを作製するための工程は複雑なため、それぞれの特徴を考慮して材質を選択する必要がある。

図3-2-2e アルファタイトインプラントシステム（ケンテック社）のジルコニアアバットメント。嵌合部はチタン合金製（アルミニウム6％、バナジウム4％）で、オールセラミック製アバットメントの嵌合部に比べて、咬合力による破折をより防ぐ目的がある。師岡通雄先生のご厚意により掲載。

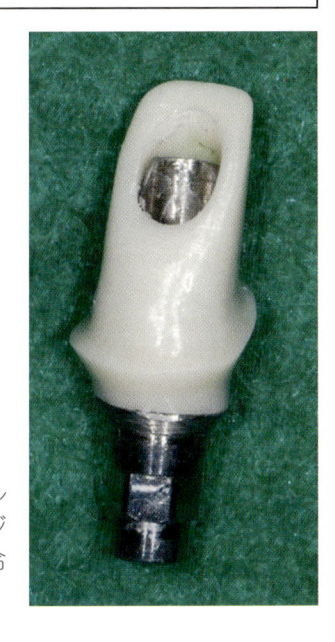

3-2-3 上部構造のフィニッシュラインを歯肉縁下1.0mm以内に設定する

　フィニッシュライン部では、上部構造のマイクロモーションの影響を受けるために、プラットフォームからフィニッシュラインをなるべく離すことで、辺縁骨の吸収を予防することができます（図3-2-3a）。

　また、フィニッシュラインを歯肉縁下に深く設定してしまうと、合着用セメントの除去が困難になるため、セメントの残留を生じやすくなります（図3-2-3b）。よって、上部構造のフィニッシュラインは、歯肉縁下1.0mm以内に設定すべきです。インプラント体の傾斜が大きい場合には、口蓋部より結合組織の遊離移植術を行い、補助的に審美性の確保を得ますが、周囲組織（生物学的幅径）が厚いと、アバットメントのアクセスホールの位置によっては、フィニッシュラインが歯肉縁下に、深くなりすぎてしまうことがあります（図3-2-3c）。

　インプラント体の埋入深度が浅い、もしくは歯肉が薄い場合は、臼歯部、舌側、口蓋側、遠心側など審美に関わらなければ、フィニッシュラインを歯肉縁または歯肉縁上に設定する場合もあります。1回法タイプのインプラントを用いた場合に、アバットメントによる修正ができず、フィニッシュラインが深くなる場合はセメント固定ではなく、スクリュー固定の上部構造を選択します。

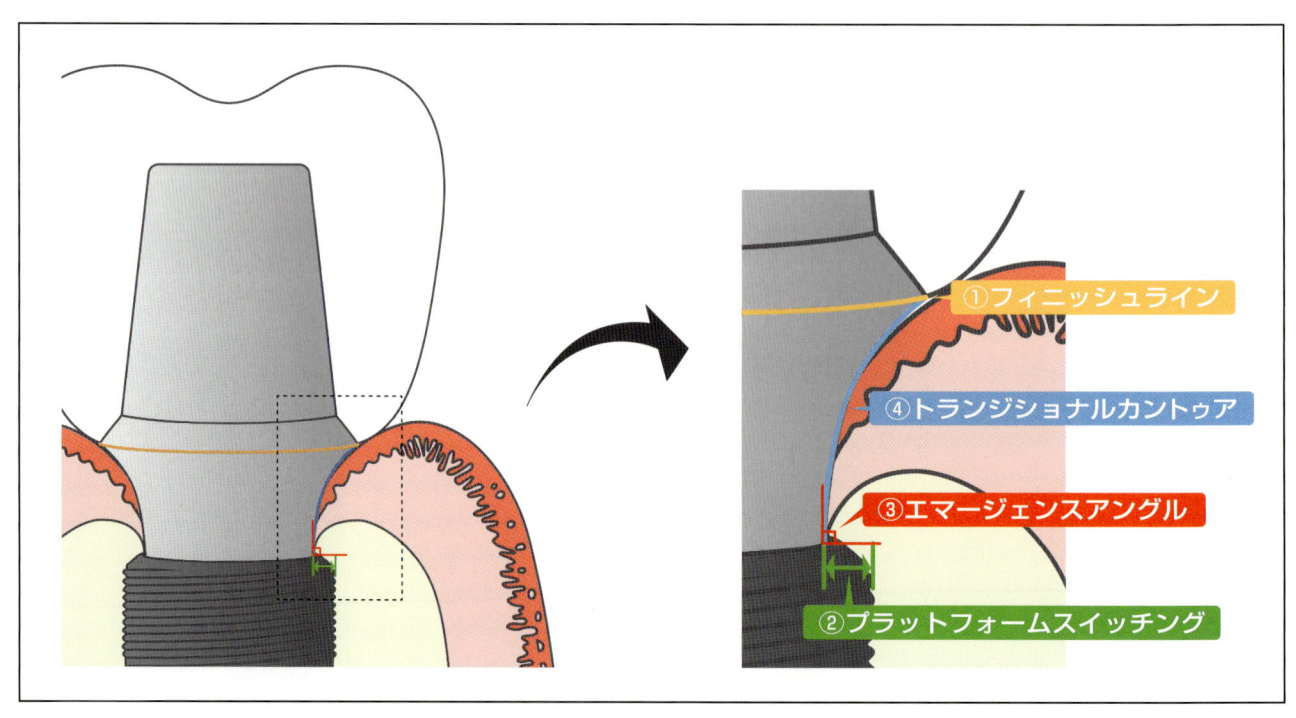

図3-2-3a アバットメント形態の説明。

3章2　インプラント周囲炎を起こさないためのアバットメント形態および上部構造

セメントの取り残し

インプラント体によってフィニッシュラインの位置が決まってしまう。歯肉縁下の深い症例は合着セメントの取り残しを生じ、インプラント周囲炎の原因になる。

カスタムアバットメントを用いることで、フィニッシュラインの位置を、歯肉縁下0.5〜1mmに設定することができる。

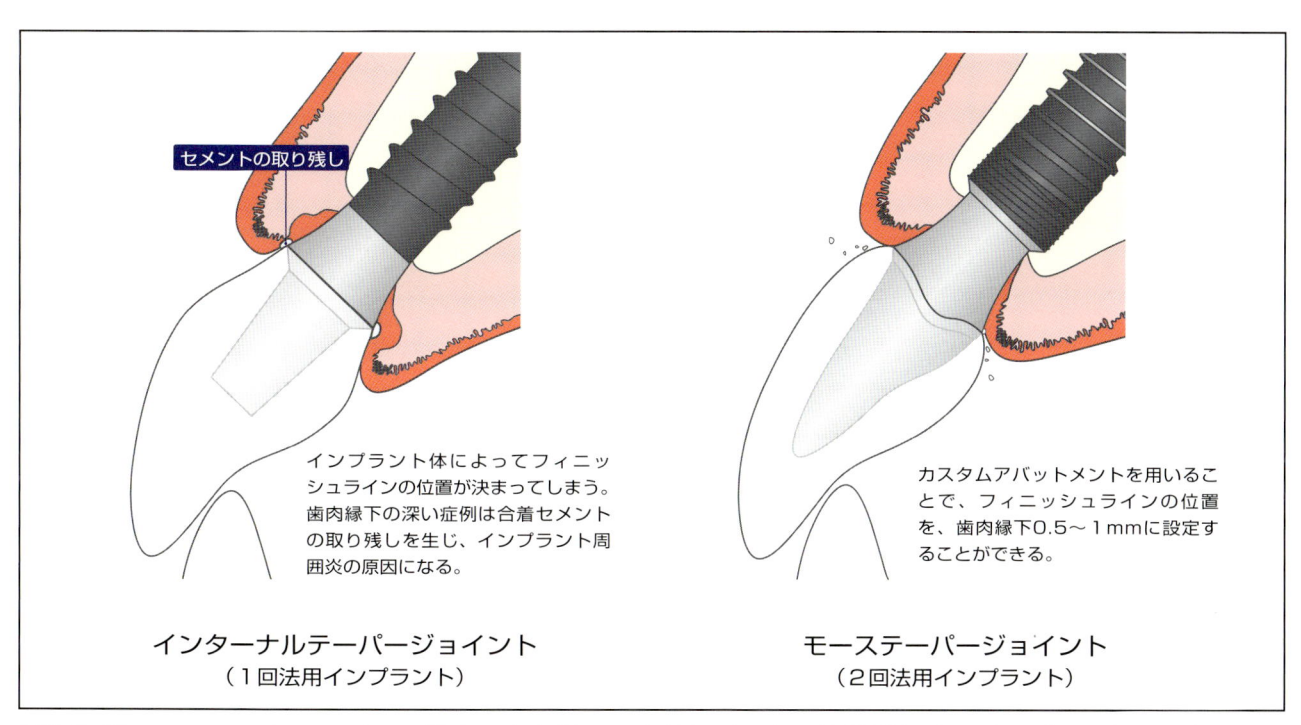

インターナルテーパージョイント
（1回法用インプラント）

モーステーパージョイント
（2回法用インプラント）

図3-2-3b　フィニッシュラインの設定。歯肉縁下の合着セメントの取り残しは、インプラント周囲炎の原因となるため、フィニッシュラインは歯肉縁下1.0mm以内に設定する。

インプラントの傾斜が大きい場合

アクセスホールがフィニッシュラインを冒してしまう。

アクセスホール

フィニッシュラインを歯肉縁下深くに設定し、アクセスホールの位置を内側にする。

アクセスホール

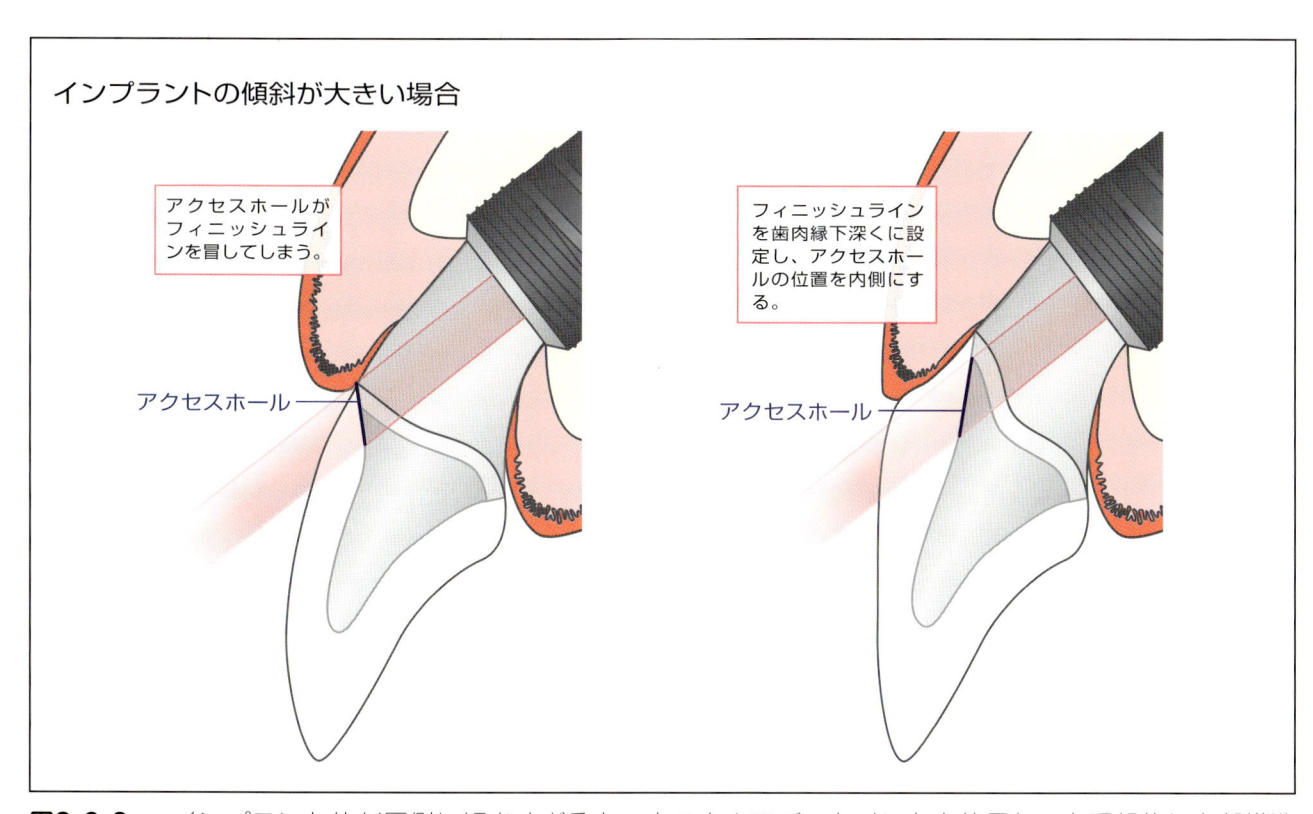

図3-2-3c　インプラント体が唇側に傾きすぎると、カスタムアバットメントを使用しても理想的に上部構造を製作できない。また、審美性、清掃性などに問題が生じてしまう場合がある。特に前歯部では、上部構造の製作を考慮して、インプラント体を埋入する必要がある。

61

3-2-4 エマージェンスアングルおよびトランジショナルカントゥアをアンダーもしくはストレートにする

　エマージェンスアングルとは、プラットフォームからのアバットメントの立ち上がりを指し、またインプラントの長軸に対して粘膜貫通部分のなす角度を指します。エマージェンスアングルをオーバーカントゥアにしてしまうと、インプラント体プラットフォーム上にできた辺縁骨にぶつかり、アバットメントが装着できなくなるため、アンダーカントゥアもしくはストレートカントゥアにします。

　トランジショナルカントゥアとは、フィニッシュラインとエマージェンスアングルの立ち上がりとを結んだ曲線部を指します。アンダーカントゥアにすることで歯肉の厚みを厚くすることができ、逆にオーバーカントゥアに張り出すと歯肉を圧迫してしまい歯肉の退縮を引き起こすことになります（**図3-2-4a**）。

　隣接面に比べ、特に前歯部唇側ではアンダーカントゥアを大きくします。これによりマージン部での歯肉の厚みを確保できるうえに、上部構造マージン部の陶材の厚みを確保できるため、より審美的な治療結果を維持することができます（**図3-2-4b**）。

　また、上部構造は、清掃性のため、あるいはポーセレンや前装部の破折、アバットメントスクリューの緩みに対処するために、仮着セメントにて仮着し、術者可撤式にします。そのためには、仮着セメントで十分に維持力を得られるような形態（テーパーや高さ）をカスタムアバットメントの製作時に付与する必要があります。

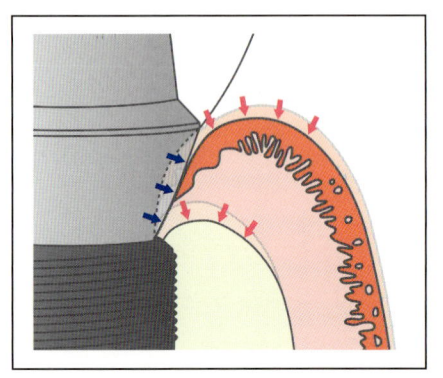

図3-2-4a トランジショナルカントゥアをオーバーカントゥアにしすぎると、辺縁歯肉の退縮と辺縁骨の吸収を引き起こしてしまう。

前歯部唇側の歯肉縁下形態

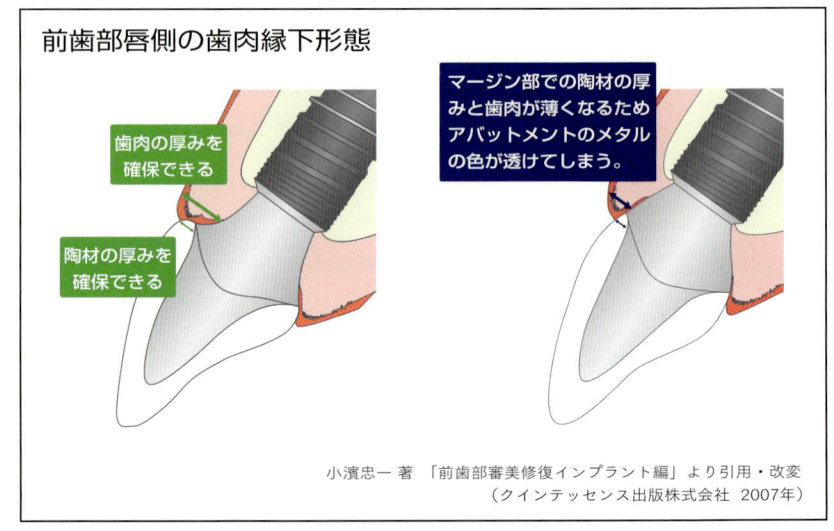

小濱忠一 著 「前歯部審美修復インプラント編」より引用・改変
（クインテッセンス出版株式会社　2007年）

図3-2-4b 前歯部唇側のアバットメント形態は、歯肉の厚みと陶材の厚みを確保することで審美性を保つことができる。

3-2-5 アバットメントの取り外しによるインプラント周囲組織の変化

　Abrahamssonら（**図3-2-5**）はアバットメントやヒーリングキャップの取り外しを頻回に行うと、軟組織の退縮や辺縁骨の吸収を引き起こしやすいと報告しています。そのためアバットメントやヒーリングキャップの交換を最小限にすべきです。

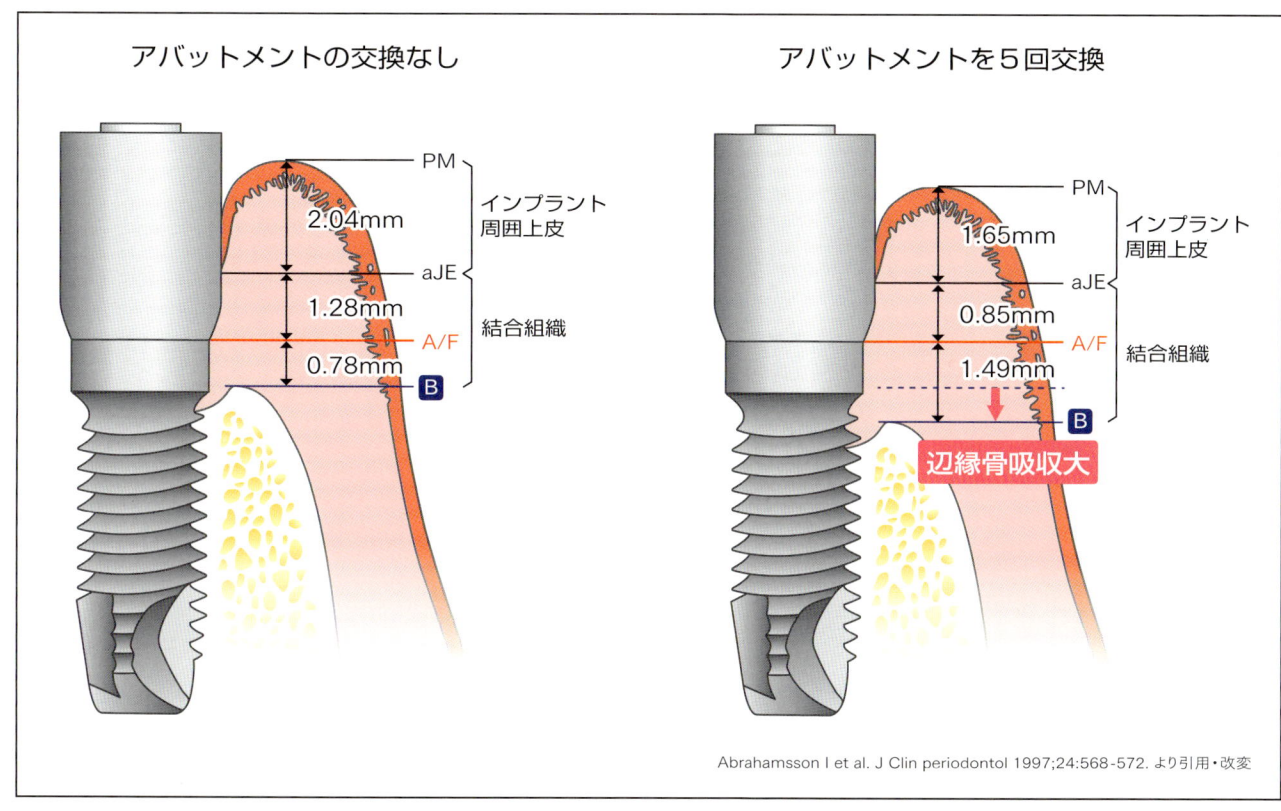

図3-2-5　アバットメントの交換を5回行ったインプラント周囲骨組織に、より大きな吸収が認められた。頻回なアバットメントの交換は、周囲組織に感染を生じ、封鎖性を低下させる。

Abrahamsson I et al. J Clin periodontol 1997;24:568-572. より引用・改変

3-2-6 カスタムアバットメント作製の技工工程

図3-2-6は④⑤⑥欠損に対して、④、⑥にインプラント体を骨縁下埋入し、白金加金製のカスタムアバットメントを作製し、④⑤⑥ブリッジを装着した症例です。

フィニッシュラインは歯肉縁下1.0mm以内になるように設定し、トランジショナルカントゥアは歯肉や辺縁骨を圧迫しないようにアンダーにしてあります。

CAD/CAMによるチタン製やジルコニア製のカスタムアバットメントでは、鋳造にて製作された白金加金製アバットメントと同様な、嵌合部の適合性を実現できないため、白金加金製カスタムアバットメントを選択しました。

インプラント周囲炎を予防する第一段階は、モーステーパージョイントのアバットメントを嵌合部にいかに正確に適合できるかで決まります。もし、少しでもアバットメントのマイクロモーションが起き、辺縁骨の吸収（ソーサライゼーション）を生じてしまったら、モーステーパージョイントを選択した意味を失ってしまうからです。

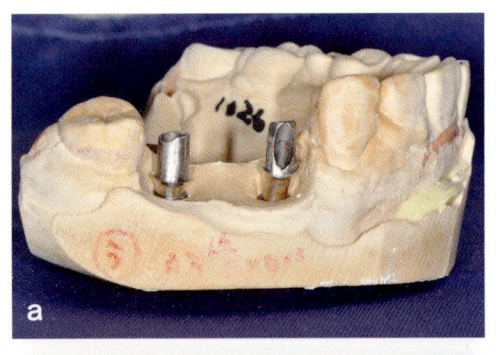

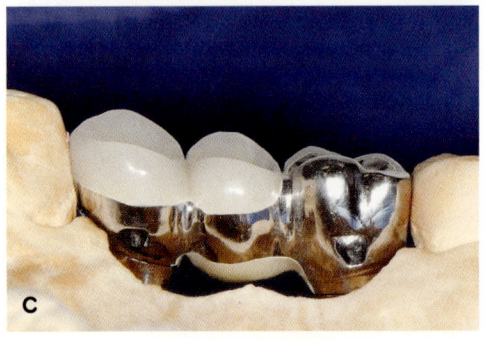

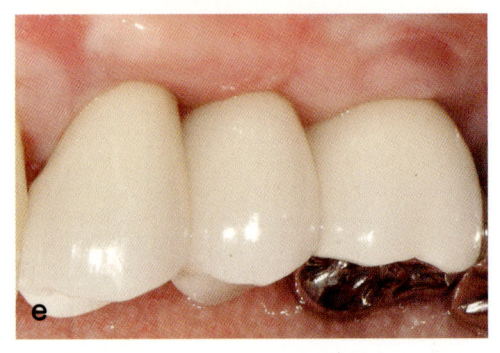

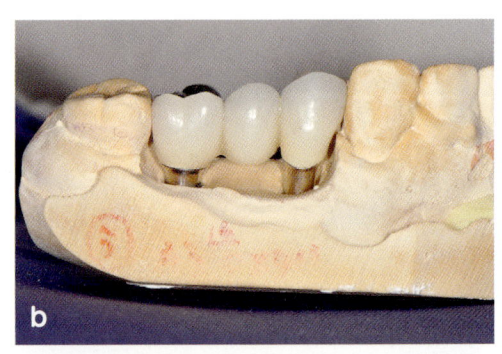

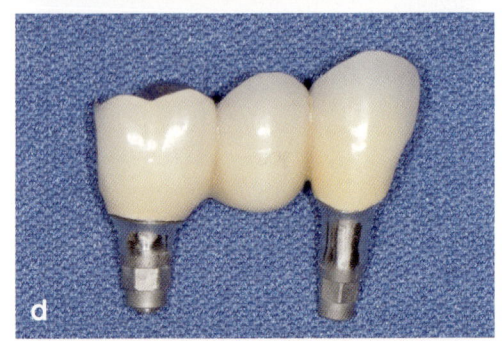

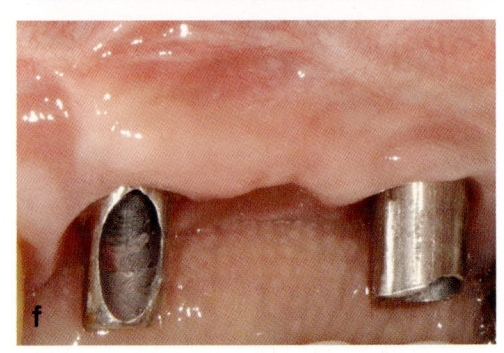

図3-2-6a〜f 上部構造装着3年後。白金加金製のカスタムアバットメントを作製し、④⑤⑥ブリッジを装着した。

3-2-7　上部構造の維持方法

　上部構造の維持には、スクリュー固定とセメント固定があります。
　スクリュー固定の利点は、
①着脱しやすく、修理や清掃が容易にできる。
②合着セメントによる装着時の上部構造の浮き上がりや、セメントの取り残しを生じない。
③対合歯とのクリアランスが少ない症例でも、維持力を十分に得ることができる。
④上部構造とアバットメントが一体となった補綴物を用いると、セメント固定の症例で生じるフィニッシュラインでのマイクロモーションを生じない。
　スクリュー固定の欠点は、
①アクセスホールの開口部の形態や位置によっては、審美性や強度が劣る場合がある。
②埋入角度によって対応できない症例がある。
③上部構造を連結する場合、より精度の高い印象採得や技工操作が要求される（**図3-2-7a**）。
　セメント固定の利点は、
①アクセスホールが存在しないため、上部構造を審美的に、強度をもって製作できる。
②技工操作がスクリュー固定に比べて容易である。
③埋入角度や深度に合わせて補綴的な補正を行いやすい。
　セメント固定の欠点は、
①対合歯とのクリアランスが少ない症例では十分な維持力を得ることができない。
②特にフィニッシュラインが歯肉縁下深い症例では、合着セメントの取り残しを生じやすく、インプラント周囲炎の原因となる。
③スクリュー固定に比べて着脱操作が難しい（**図3-2-7b**）。

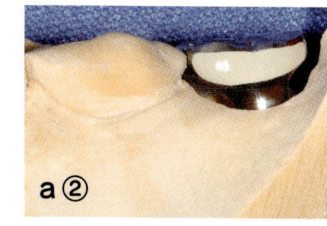

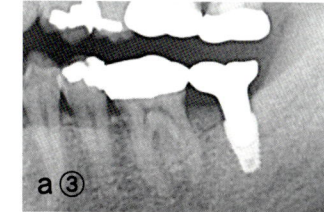

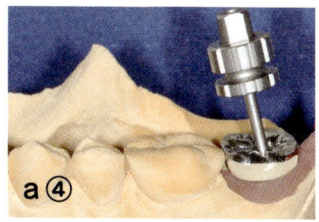

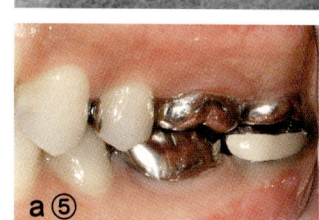

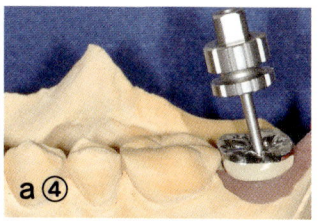

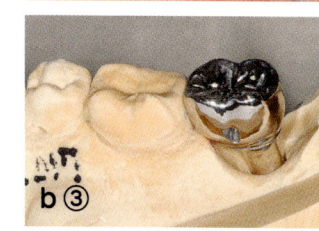

図3-2-7a①〜⑤　上部構造をスクリュー固定した。対合歯とのクリアランスが少ないため、アバットメントと上部構造を一体型の上部構造とした。

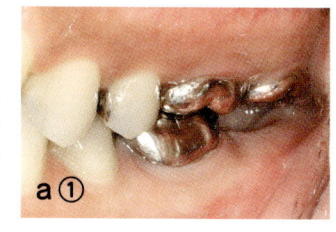

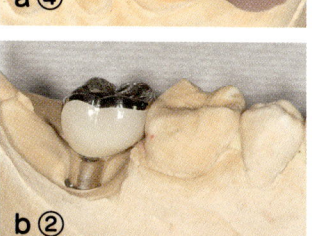

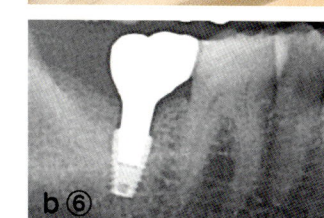

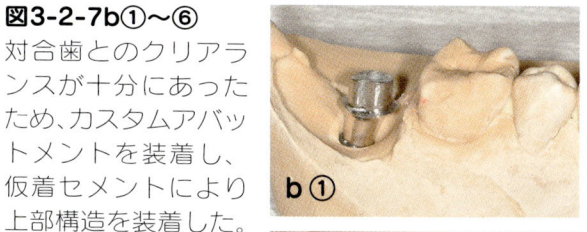

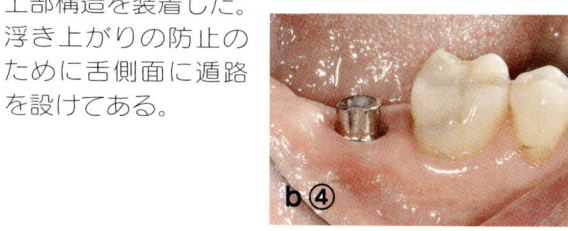

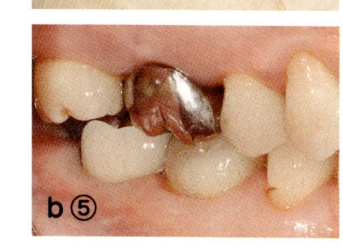

図3-2-7b①〜⑥　対合歯とのクリアランスが十分にあったため、カスタムアバットメントを装着し、仮着セメントにより上部構造を装着した。浮き上がりの防止のために舌側面に遁路を設けてある。

3-2-8 合着セメントの遁路の設定

　合着セメントによる浮き上がりを防止するために、上部構造の舌側面にセメントの遁路を設定します。また、上部構造の修理やアバットメントスクリューの緩みの際には、遁路にリムーバーを掛けて容易に外すことができます（**図3-2-8a、b**）。

　遁路は、クラウンリムーバー先端の形態を模して作ります。リムーバーの先端をパターンレジン®（ジーシー社）で印象し、遁路に用います。

　パターンレジンで採取した遁路の入り口は、少し削合し、余裕を持たせた形態にしないと、リムーバー先端部の挿入が困難になります。

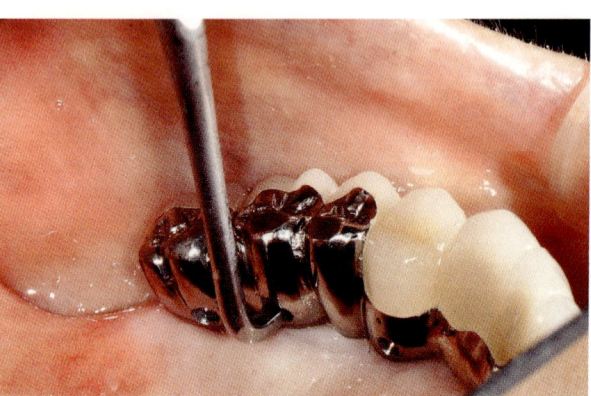

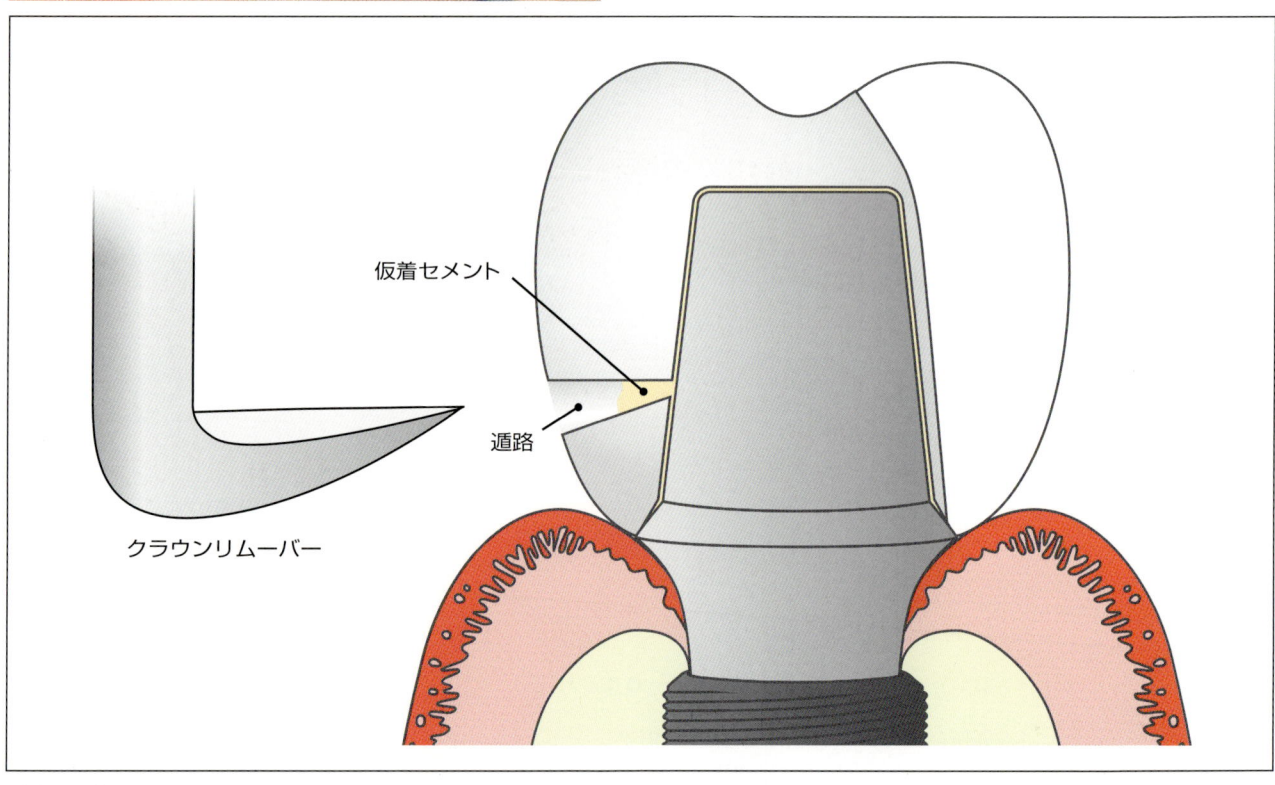

図3-2-8a
図3-2-8b

図3-2-8a、b　セメントの遁路にリムーバーの先端を掛け、メインテナンス時などに、上部構造を容易に外すことができる。

3-2-9 天然歯修復とインプラントの上部構造のサブジンジバルカントゥアの違い

　天然歯修復の上部構造のサブジンジバルカントゥア（歯肉縁下の形態）は、歯根面から移行的な形態にします。

　インプラントの上部構造のサブジンジバルカントゥアは、アバットメントのトランジショナルカントゥアから移行的な形態にし、サブジンジバルカントゥアでは歯肉に過度の圧迫を加えないように設計します（**図3-2-9**）。

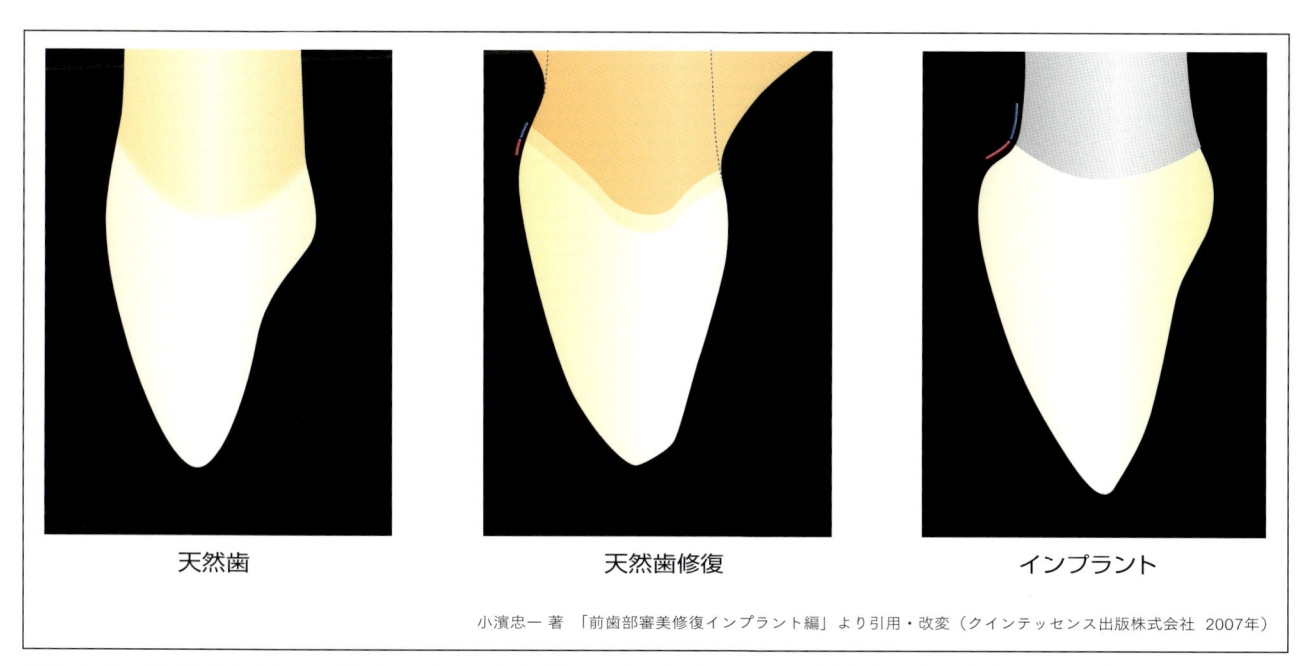

天然歯　　　　　天然歯修復　　　　　インプラント

小濱忠一 著 「前歯部審美修復インプラント編」より引用・改変（クインテッセンス出版株式会社 2007年）

図3-2-9　天然歯修復およびインプラント修復（アバットメントと上部構造の複合体）でのサブジンジバルカントゥアの差異。

3-2-10 上部構造の連結とコンタクトポイントの設定について

　インプラント体を複数本、並列して埋入する症例では、上部構造を連結することで、側方力から生じる、辺縁骨への有害な応力を抑制できます。しかし一方で、上部構造間にデンタルフロスが入らないなど、清掃性に劣る面もあります。そのため、上部構造間に長期安定して過剰な鼓形空隙が生じないように、コンタクトポイントを設定します。

　Garberらによると、モーステーパージョイントのインプラント体を埋入した場合、歯間乳頭は、骨頂部よりインプラント－インプラント間で約4.5mm、インプラント－天然歯間で約6.5mm 成長するポテンシャル（潜在力）があるとされています（図3-1-12b）。

　上部構造間に鼓形空隙を発生させないためには、歯槽骨骨頂からコンタクトポイントまでの距離を、長くてもインプラント－インプラント間で約4.5mm、インプラント－天然歯間で約6.5mm 以下になるように上部構造を製作します。

　インプラント間の骨組織が吸収して、軟組織が退縮してしまった症例では、上部構造をロングコンタクトにして鼓形空隙を塞ぐように製作します。それでも、上部構造間に鼓形空隙を生じた症例では、プラークの沈着を生じないブラッシングテクニック（歯間ブラシの使用など）を実行できるような口腔清掃指導が必須となります。

　図3-2-10は7⏋6⏋欠損に対して、それぞれインプラント体0.5mmを骨縁下埋入し、白金加金製カスタムアバットメントを作製し、上部構造を連結して装着した症例です。上部構造間は、レントゲン写真などにより歯間乳頭部の骨頂が低いため、過剰な鼓形空隙を生

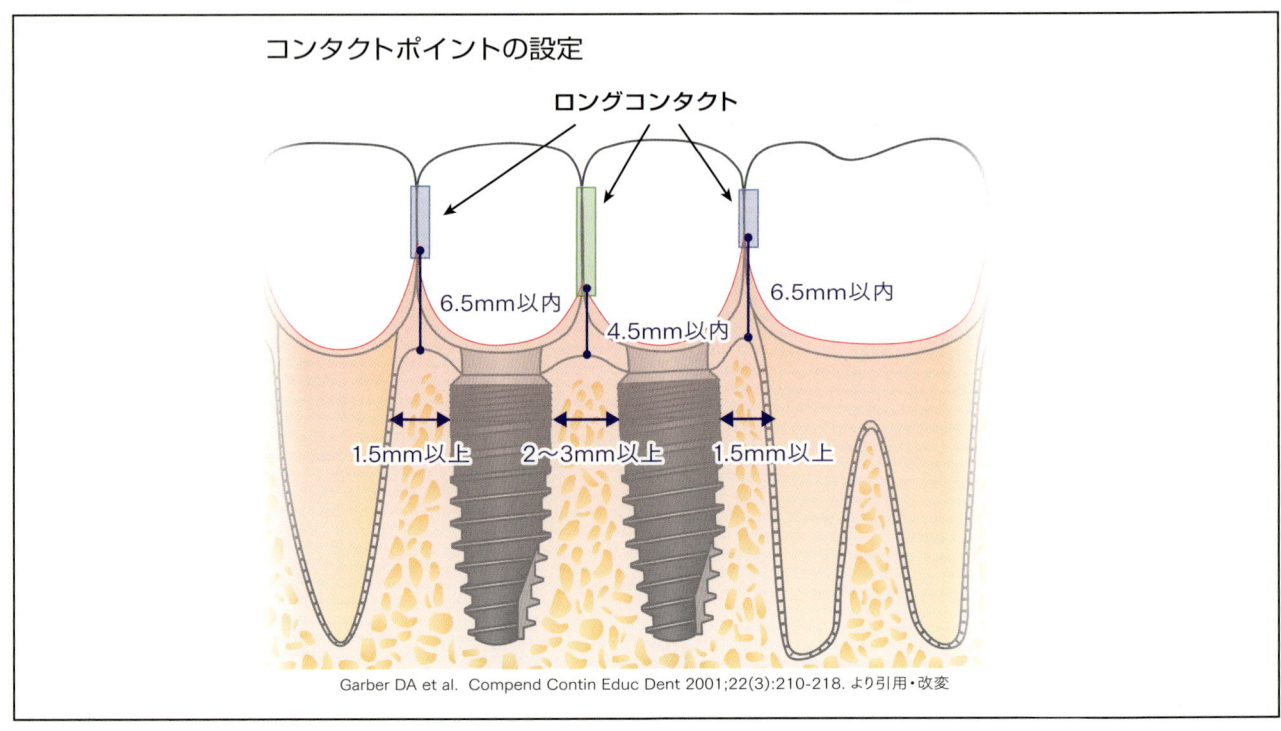

図3-2-10a 生物学的幅径確立後の歯間乳頭の高さを予測し、それに合わせて、上部構造はロングコンタクトに設定する。特にインプラント間は、より長いコンタクトエリアにして、鼓形空隙にプラークが沈着するのを予防する。

3章2　インプラント周囲炎を起こさないためのアバットメント形態および上部構造

じないように、ロングコンタクトに設定しました。上部構造の周囲には、口腔ケアが容易に行えるように、口蓋より遊離角化粘膜移植術を施しています。

これらのインプラント治療の審美性を、より高める工夫ができるのも、インプラント体が安定した辺縁骨に支持されているからです。

そのためにも、モーステーパージョイントのインプラント体を骨縁下埋入し、辺縁骨がプラットフォーム上に存在することが重要になります。

インプラント治療において、インプラント周囲炎への対策と審美性の獲得は両立しない、矛盾した課題として捉えられる傾向がありますが、これらを簡単に両立できるのが、モーステーパージョイントのインプラント体の骨縁下埋入なのです。

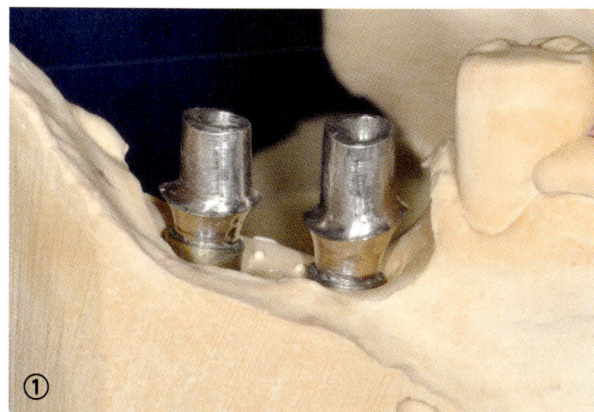

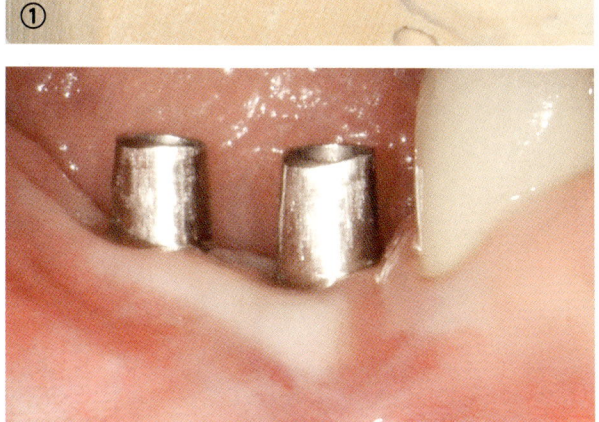

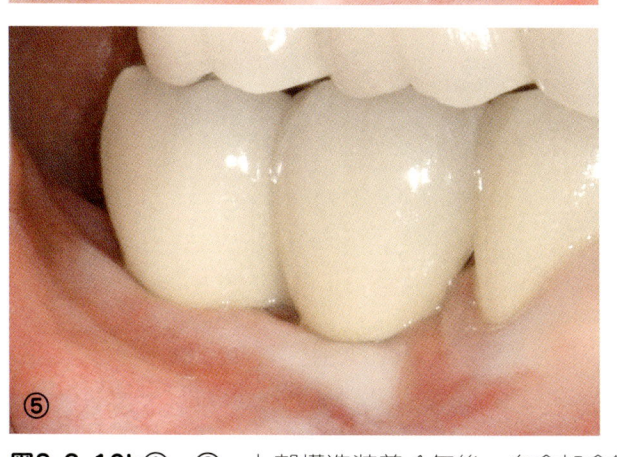

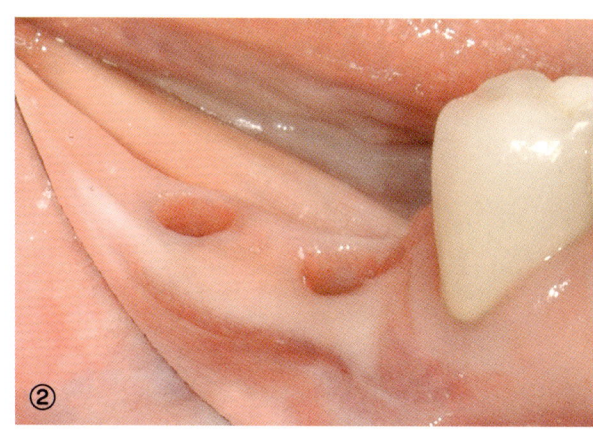

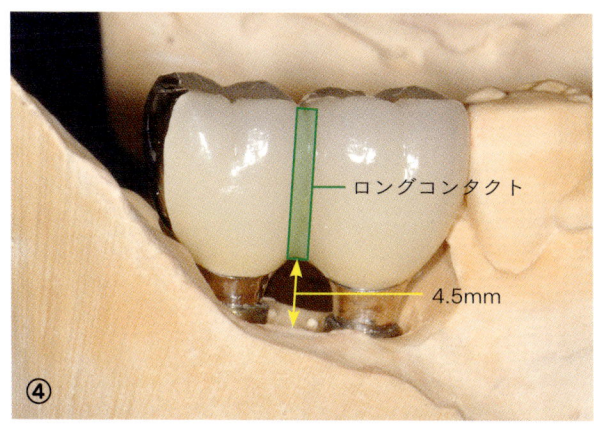

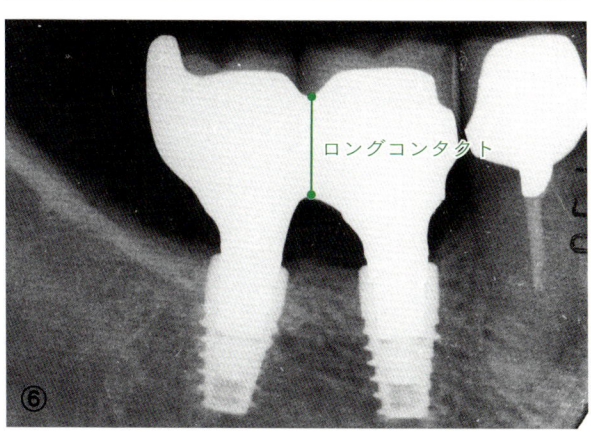

図3-2-10b①〜⑥　上部構造装着4年後。白金加金製のカスタムアバットメントを作製し、7̄6̄連結冠を装着した。

インプラント周囲炎防止のための参考文献集

1章 1

P.8　図1-1-1

Lindhe J, Meyle J. Group D of european workshop on periodontology. Peri-implant diseases. Consensus report of the sixth European workshop on periodontology. J Clin Periodontol 2008；35(8 Suppl)：282-285.

Mombelli A, Mühle T, Brägger U, Lang NP, Bürgin WB. Comparison of periodontal and peri-implant probing by depth-force pattern analysis. Clin Oral Implants Res 1997；8(6)：448-454.

P.9　図1-1-2

Mombelli A, Lang NP. The diagnosis and treatment of peri-implantitis. Periodontol 2000 1998；17：63-76.

P.10　図1-1-3a

Roos-Jansaker AM, Lindahl C, Persson GR, Renvert S. Long-term stability of surgical bone regenerative procedures of peri-implantitis lesions in a prospective case-control study over 3 years. J Clin Periodontol 2011；38(6)：590-597.

P.11　図1-1-3b

Claffey N, Clarke E, Polyzois I, Renvert S. Surgical treatment of peri-implantitis. J Clin Periodontol 2008；35(8 Suppl)：316-332.

P.11　図1-1-3c

Schwarz F, Sahm N, Schwarz K, Becker J. Impact of defect configuration on the clinical outcome following surgical regenerative therapy of peri-implantitis. J Clin Periodontol 2010；37(5)：449-455.

P.11　図1-1-3d

Serino G, Turri A. Outcome of surgical treatment of peri-implantitis: results from a 2-year prospective clinical study in humans. Clin Oral Implants Res 2011；22(11)：1214-1220.

1章 2

P.12　図1-2-1a

和泉雄一，児玉利朗，松井孝道　編著．インプラント周囲炎へのアプローチ．京都：永末書店，2007．

P.12　図1-2-1b

Jung RE, Pjetursson BE, Glauser R, Zembic A, Zwahlen M, Lang NP. A systematic review of the 5-year survival and complication rates of implant-supported single crowns. Clin Oral Implants Res 2008；19(2)：119-130.

P.13、14、16　図1-2-2、図1-2-3a、図1-2-5

Esposito M, Hirsch JM, Lekholm U, Thomsen P. Biological factors contributing to failures of osseointegrated oral implants. (I). Success criteria and epidemiology. Eur J Oral Sci 1998；106(1)：527-551.

P.14　図1-2-3b

Zitzmann NU, Berglundh T. Definition and prevalence of peri-implant diseases. J Clin Periodontol 2008；35(8 Suppl)：286-291.

P.15　図1-2-4a

Renvert S, Giovannoli JL. Peri-implantitis. Quintessence International, 2012.

P.15　図1-2-4b

Heitz-Mayfield LJ. Peri-implant diseases: diagnosis and risk indicators. J Clin Periodontol 2008；35(8 Suppl)：292-304.

2章 1

P.18 図2-1-1a、図2-1-1b

Berglundh T, Lindhe J. Dimension of the periimplant mucosa. Biological width revisited. J Clin Periodontol 1996 ; 23(10) : 971-973.

P.19 図2-1-2a

Hermann JS, Buser D, Schenk RK, Cochran DL. Crestal bone changes around titanium implants. A histometric evaluation of unloaded non-submerged and submerged implants in the canine mandible. J Periodontol 2000 ; 71(9) : 1412-1424.

P.19 図2-1-2b

Hermann JS, Schoolfield JD, Schenk RK, Buser D, Cochran DL. Influence of the size of the microgap on crestal bone changes around titanium implants. A histometric evaluation of unloaded non-submerged implants in the canine mandible. J Periodontol 2001 ; 72(10) : 1372-1383.

P.20 図2-1-3a

Weng D, Nagata MJH, Bell M, Bosco AF, de Melo LGN. Richter EJ. Influence of microgap location and configuration on the periimplant bone morphology in submerged implants. An experimental study in dogs. Clin Oral Impl Res 2008 ; 19(11) : 1141-1147.

P.20 図2-1-3b

Pontes AE, Ribeiro FS, Iezzi G, Piattelli A, Cirelli JA, Marcantonio E Jr. Biologic width changes around loaded implants inserted in different levels in relation to crestal bone: histometric evaluation in canine mandible. Clin Oral Implants Res 2008 ; 19(5) : 483-490.

P.21 図2-1-4a、b

Lazzara RJ, Porter SS. Platform switching: a new concept in implant dentistry for controlling postrestorative crestal bone levels. Int J Periodontics Restorative Dent 2006 ; 26(1) : 9-17.

P.22 図2-1-5a

Åstrand P, Engquist B, Anzen B, Bergendal T, Hallman M, Karlsson U, Kvint S, Lysell L, Rundcranz T. A three-year follow-up report of a comparative study of ITI dental implant and Brånemark system implants in the treatment of the partially edentulous maxilla. Clinical Implant Dentistry and Related Reseach. 2004;6(3):130-141.

P.22 図2-1-5b

Åstrand P, Engquist B, Dahlgren S, Gröndahl K, Engquist E, Feldmann H. Astra Tech and Brånemark system implants: a 5-year prospective study of marginal bone reactions. Clin Oral Implants Res 2004 ; 15(4) : 413-420.

P.23 図2-1-6a

Kim S, Oh KC, Han DH, Heo SJ, Ryu IC, Kwon JH, Han CH. Influence of transmucosal designs of three one-piece implant systems on early tissue responses: a histometric study in beagle dogs. Int J Oral Maxillofac Implants 2010 ; 25(2) : 309-314.

P.23 図2-1-6b

Socransky SS, Haffajee AD. Dental biofilms: difficult therapeutic targets. Periodontol 2000 2002 ; 28:12-55.

P.26 図2-1-9

Shi L, Li H, Fok AS, Ucer C, Devlin H, Horner K. Shape optimization of dental implants. Int J Oral Maxillofac Implants 2007 ; 22(6) : 911-920.

P.27 図2-1-10a

Huang HL, Chang CH, Hsu JT, Fallgatter AM, Ko CC. Comparison of implant body designs and threaded designs of dental implants: a 3-dimensional finite element analysis. Int J Oral Maxillofac Implants 2007 ; 22(4) : 551-562.

インプラント周囲炎防止のための参考文献

2章2

P.28　図2-2-1
Gargiulo A, Wentz F, Orban B. Dimensions and relations of the dento-gingival junction in humans. J Periodontol 1961; 32 : 261-267.

P.29　図2-2-2b
Touati B, Rompen E, Van Dooren E. A new concept for optimizing soft tissue integration. Pract Proced Aesthet Dent 2005 ; 17(10) : 711-715.

P.30　図2-2-3
Atsuta I, Yamaza T, Yoshinari M, Mino S, Goto T, Kido MA, Terada Y, Tanaka T. Changes in the distribution of laminin-5 during peri-implant epithelium formation after immediate titanium implantation in rats. Biomaterials 2005 ; 26(14) : 1751-1760.

Ikeda H, Shiraiwa M, Yamaza T, Yoshinari M, Kido MA, Ayukawa Y, Inoue T, Koyano K, Tanaka T. Difference in penetration of horseradish peroxidase tracer as a foreign substance into the peri-implant or junctional epithelium of rat gingivae. Clin Oral Implants Res 2002 ; 13(3) : 243-251.

P.34　図2-2-6a
Broggini N, McManus LM, Hermann JS, Medina R, Schenk RK, Buser D, Cochran DL. Peri-implant inflammation defined by the implant-abutment interface. J Dent Res 2006 ; 85(5) : 473-478.

P.37　図2-2-8c
Schierano G, Ramieri G, Cortese M, Aimetti M, Preti G. Organization of the connective tissue barrier around long-term loaded implant abutments in man. Clin Oral Implants Res 2002 ; 13(5) : 460-464.

P.39　図2-2-10a
Berglundh T, Gotfredsen K, Zitzmann NU, Lang NP, Lindhe J. Spontaneous progression of ligature induced peri-implantitis at implants with different surface roughness: an experimental study in dogs. Clin Oral Implants Res 2007 ; 18(5) : 655-661.

P.39　図2-2-10a
Schou S, Holmstrup P, Stoltze K, Hjørting-Hansen E, Fiehn NE, Skovgaard LT. Probing around implants and teeth with healthy or inflamed peri-implant mucosa/gingiva. A histologic comparison in cynomolgus monkeys (Macaca fascicularis). Clin Oral Implants Res 2002 ; 13(2) : 113-126.

P.39　図2-2-10b
Ericsson I, Lindhe J. Probing depth at implants and teeth. An experimental study in the dog. J Clin Periodontol 1993 ; 20(9) : 623-627.

P.40　図2-2-11a
Berglundh T, Gotfredsen K, Zitzmann NU, Lang NP, Lindhe J. Spontaneous progression of ligature induced peri-implantitis at implants with different surface roughness: an experimental study in dogs. Clin Oral Implants Res 2007 ; 18(5) : 655-661.

P.40　図2-2-11b
Welander M, Abrahamsson I, Berglundh T. Subcrestal placement of two-part implants. Clin Oral Implants Res 2009 ; 20(3) : 226-231.

3章1

P.47　図3-1-6
Renouard F, Nisand D. Impact of implant length and diameter on survival rates. Clin Oral Imp Res 2006 ; 17(Suppl 2) : 35-51.

P.48　図3-1-7c
Begg T, Geerts GA, Gryzagoridis J. Stress patterns around distal angled implants in the all-on-four concept configuration. Int J Oral Maxillofac Implants 2009 ; 24(4) : 663-671.

インプラント周囲炎防止のための参考文献

P.50　図3-1-8
Covani U, Cornelini R, Barone A. Bucco-lingual bone remodeling around implants placed into immediate extraction sockets: A case series. J Periodontol 2003 ; 74(2) : 268-273.

P.52　図3-1-11a
Bouri AJ, Bissada N, Al-Zahrani MS, Faddoul F, Nouneh I. Width of keratinized gingiva and the health status of the supporting tissues around dental implants. Int J Oral Maxillofac Implants 2008 ; 23(2) : 323-326.

P.55　図3-1-12a
Garber DA, Salama MA, Salama H. Immediate total tooth replacement. Compend Contin Educ Dent 2001 ; 22(3) : 210-216, 218.

P.55　図3-1-12c
de Oliveira RR, Novaes AB Jr, Taba M Jr, Papalexiou V, Muglia VA. Bone remodeling adjacent to Morse cone-connection implants with platform switch: a fluorescence study in the dog mandible. Int J Oral Maxillofac Implants 2009 ; 24(2) : 257-266.

3章 2

P.58　図3-2-2a
Abrahamsson I, Berglundh T, Glantz PO, Lindhe J. The mucosal attachment at different abutments. An experimental study in dogs. J Clin Periodontol 1998 ; 25(9) : 721-727.

P.59　図3-2-2b、c
Welander M, Abrahamsson I, Berglundh T. The mucosal barrier at implant abutments of different materials. Clin Oral Implants Res 2008 ; 19(7) : 635-41.

P.62　図3-2-4b、P.67　図3-2-9
小濱忠一. 前歯部審美修復 インプラント編. 東京：クインテッセンス出版, 2007.

P.63　図3-2-5
Abrahamsson I, Berglundh T, Lindhe J. The mucosal barrier following abutment dis/reconnection. An experimental study in dogs. J Clin Periodontol 1997 ; 24(8) : 568-572.

P.68　図3-2-10
Garber DA, Salama MA, Salama H. Immediate total tooth replacement. Compend Contin Educ Dent 2001 ; 22(3) : 210-218.

インプラント周囲炎防止のためのキーワード

インプラント周囲炎防止のためのキーワード

インプラント周囲炎
peri-implantitis

インプラント周囲組織の慢性感染症で、支持骨の吸収を伴う疾患。周囲軟組織の腫れ、発赤を呈し、プロービング時の出血や排膿を生じる。その病態は、慢性の歯周病と類似する。診断は主に、X線写真による辺縁骨の吸収の検索によって行われる。その有病率は、インプラントレベルで12〜43%とされる。（**P.8〜**）

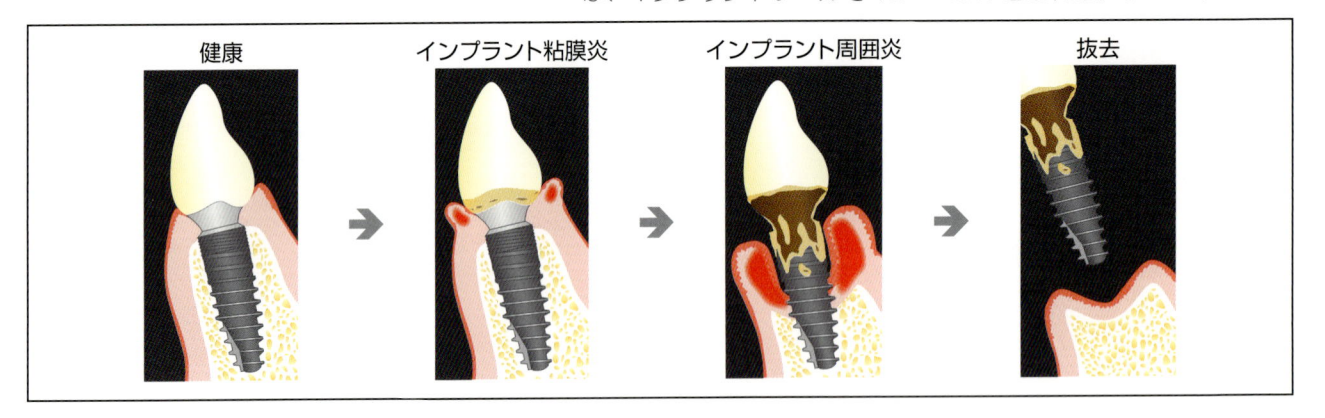

健康 → インプラント粘膜炎 → インプラント周囲炎 → 抜去

累積的防御療法（CIST）
Cumulative Interceptive Supportive Therapy

MombelliとLang（1998年）によって提唱された、インプラント周囲組織疾患の治療のディシジョンツリー。プロービング深さとX線写真による辺縁骨の吸収を指標とし、治療法を決定する。インターナルテーパージョイントのインプラントシステム（ITIシステム）を念頭に作られているが、そのほかのシステムにも転用可能。（**P.9**）

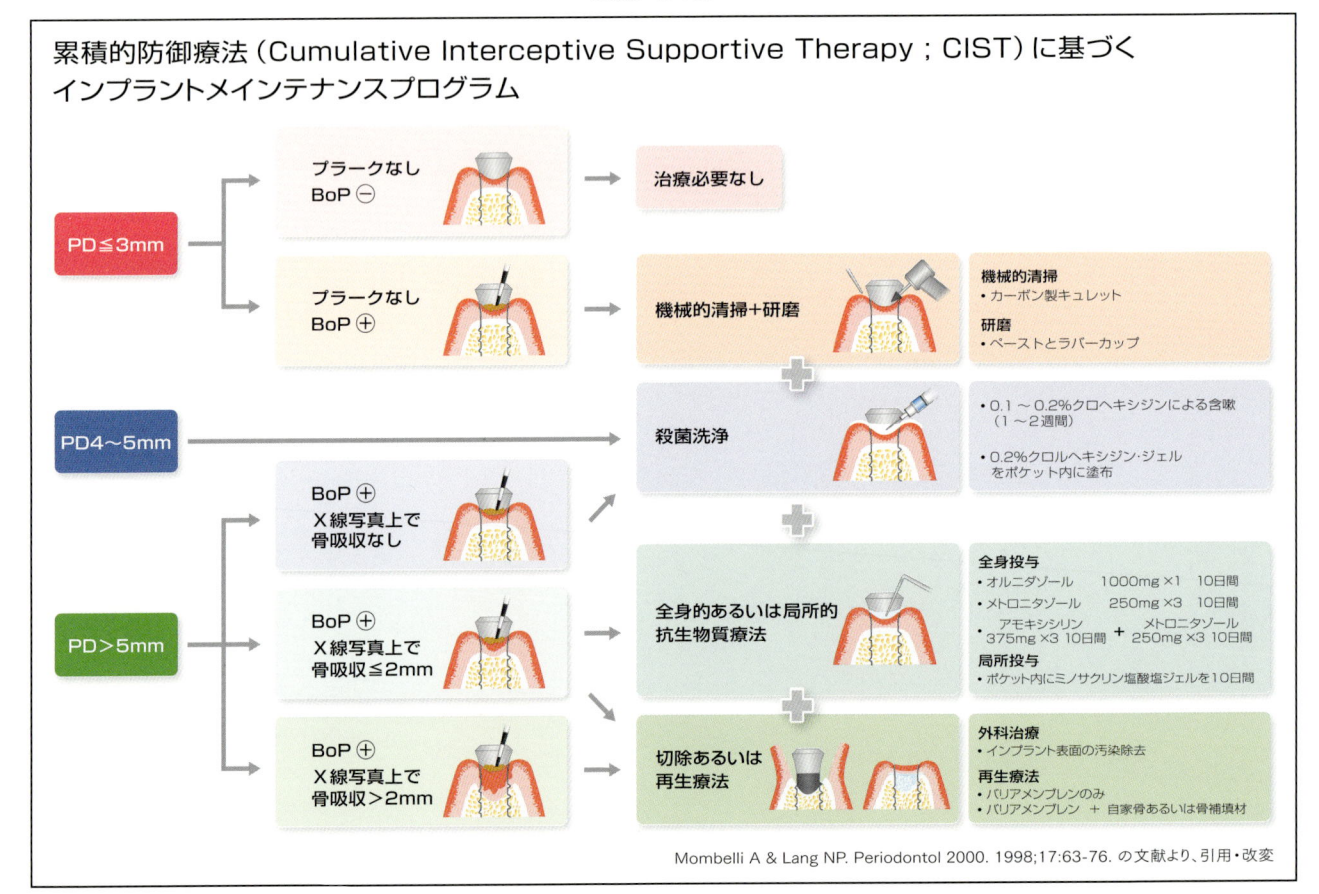

累積的防御療法（Cumulative Interceptive Supportive Therapy；CIST）に基づくインプラントメインテナンスプログラム

PD≦3mm
- プラークなし BoP⊖ → 治療必要なし
- プラークなし BoP⊕ → 機械的清掃＋研磨
  - 機械的清掃：カーボン製キュレット
  - 研磨：ペーストとラバーカップ

PD4〜5mm → 殺菌洗浄
- 0.1〜0.2%クロルヘキシジンによる含嗽（1〜2週間）
- 0.2%クロルヘキシジン・ジェルをポケット内に塗布

PD>5mm
- BoP⊕ X線写真上で骨吸収なし
- BoP⊕ X線写真上で骨吸収≦2mm → 全身的あるいは局所的抗生物質療法
  - 全身投与
    - オルニダゾール 1000mg×1 10日間
    - メトロニタゾール 250mg×3 10日間
    - アモキシシリン 375mg×3 10日間 ＋ メトロニタゾール 250mg×3 10日間
  - 局所投与
    - ポケット内にミノサクリン塩酸塩ジェルを10日間
- BoP⊕ X線写真上で骨吸収>2mm → 切除あるいは再生療法
  - 外科治療：インプラント表面の汚染除去
  - 再生療法：バリアメンブレンのみ／バリアメンブレン＋自家骨あるいは骨補填材

Mombelli A & Lang NP. Periodontol 2000. 1998;17:63-76. の文献より、引用・改変

オッセオ インテグレーション
osseointegration

骨性結合。機能的荷重下で、インプラント体表面と骨組織が、光学顕微鏡レベルで軟組織の介在なしに直接、接触（結合）していること（AlbrektssonとZarb、1993年）。電子顕微鏡レベルでは、純チタン製インプラント体と骨組織の間には、骨性タンパク質を含んだ、約50nmの無定形構造物が存在する（Ayukawaら、1996年）。（**P.14**）

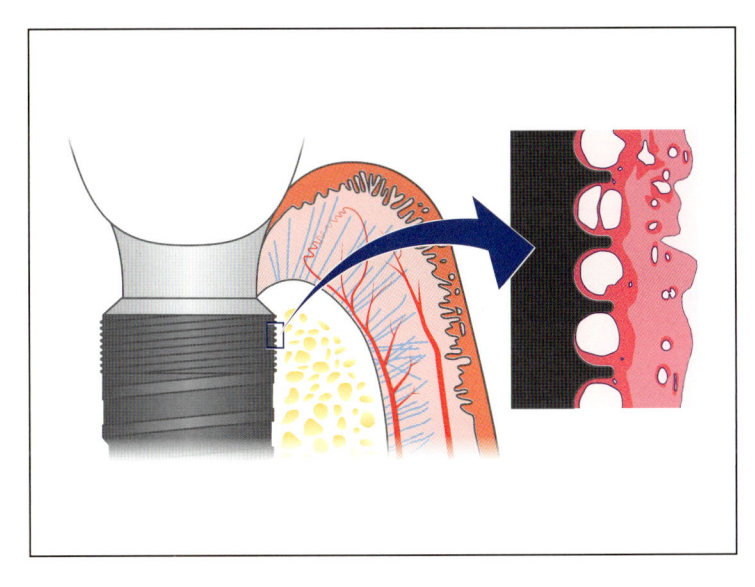

インプラント周囲炎の リスクファクター

Heitz-Mayfieldら（2008年）は、①粗末な口腔清掃状態②喫煙③歯周疾患の既往④糖尿病⑤アルコール飲料の摂取⑥遺伝形質⑦インプラント表面性状を、インプラント周囲炎のリスク因子とし、現在、エビデンスの存在するリスク因子として、①、②、③をあげている。（**P.15**）

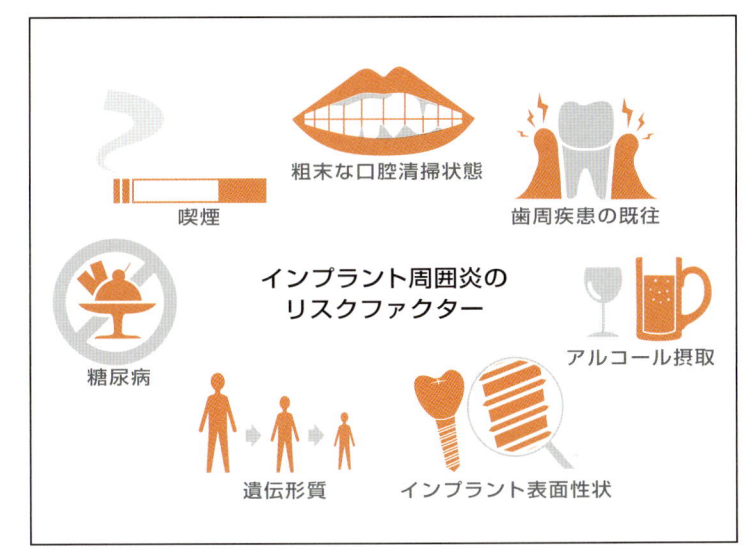

インプラントの マクロデザイン

インプラント体の形状を指す。シリンダー形態やテーパー形態のインプラント体デザインや、ネジ山（スクリュー）の形態、2ピースインプラントであれば、嵌合形態などを指す。一方、マイクロデザインは、インプラント体の表面性状を指す。（**P.18**）

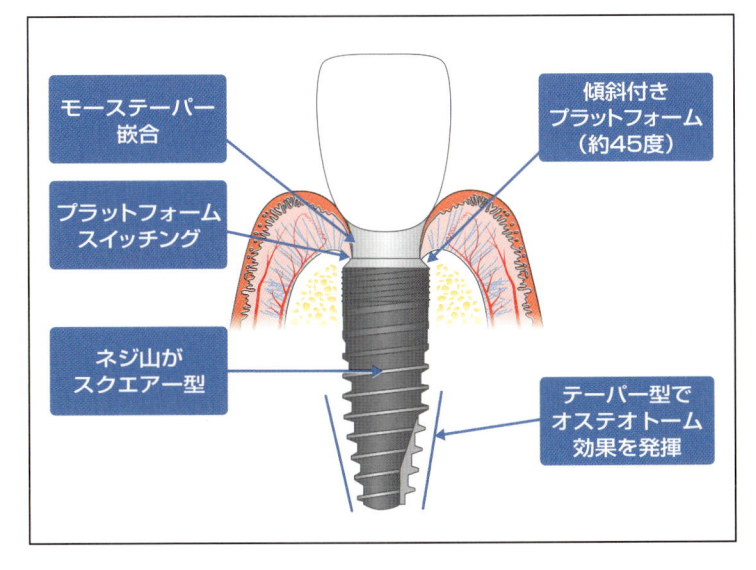

75

インプラント周囲炎防止のためのキーワード

モーステーパージョイント

内部（インターナル）アバットメント連結様式の一種で、マイクロギャップがほとんどなく、アバットメントのマイクロモーションを抑制し、咬合負荷によるソーサライゼーション（さら状の辺縁骨の吸収）を生じない。（**P.20**）

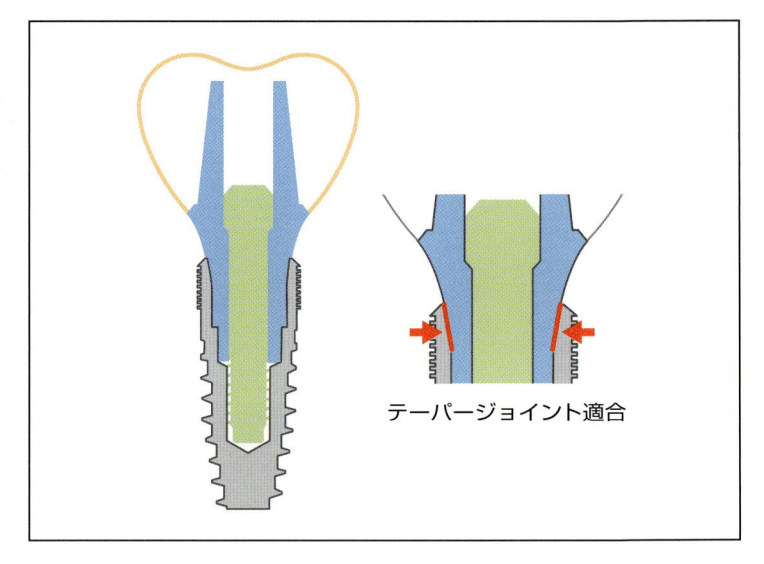

テーパージョイント適合

インプラントの生物学的幅径

インプラント周囲軟組織の厚み。具体的には、インプラント周囲上皮とインプラント周囲結合組織を合わせた高さで、インプラント嵌合形態によって、その性格は異なり、健康なインプラント周囲組織であれば約 3.0〜4.0mm となる。（**P.31**）

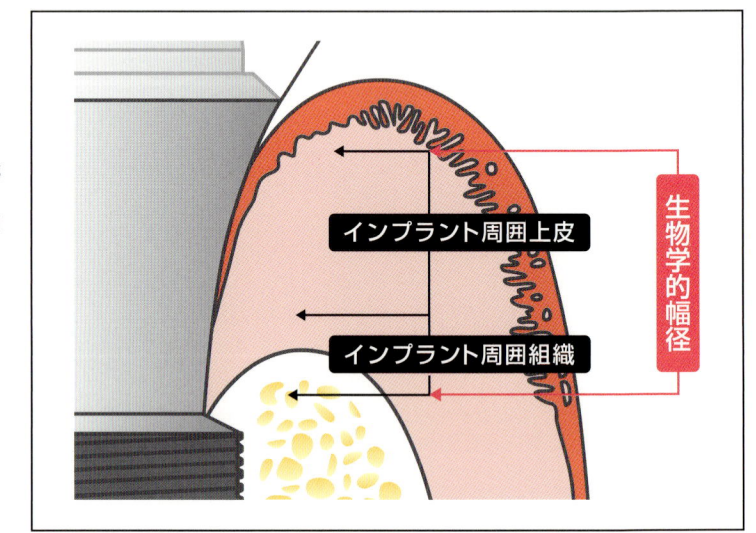

インプラント周囲上皮
インプラント周囲組織
生物学的幅径

炎症性細胞の集積（ICT）
inflammatory cell infiltrates ; ICT

炎症性細胞が集積するインプラント周囲結合組織を指す。アバットメントとの嵌合部に存在するマイクロギャップにより、アバットメントのマイクロモーションを生じ、それによる周囲結合組織の炎症性細胞の集積を「アバットメントICT」と呼ぶ。また、細菌性デンタルプラーク（バイオフィルム）由来の周囲上皮下結合組織の炎症性細胞の集積を「プラーク由来のICT」と呼ぶ。（**P.34**）

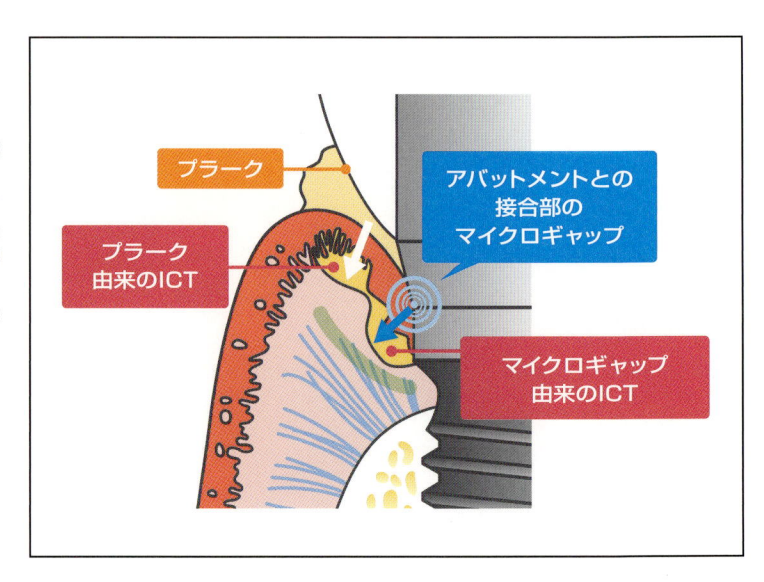

プラーク
プラーク由来のICT
アバットメントとの接合部のマイクロギャップ
マイクロギャップ由来のICT

76

インプラント周囲炎防止のためのキーワード

骨縁下埋入

骨頂にインプラント体プラットフォームを合わせて埋入するのではなく、2～3mm、骨縁下にプラットフォームを位置するように埋入する術式。咬合負荷後のソーサライゼーションを生じない、モーステーパージョイントのインプラント体を骨縁下埋入すると、辺縁骨の吸収を抑制し、インプラント周囲炎を予防する。（**P.42**）

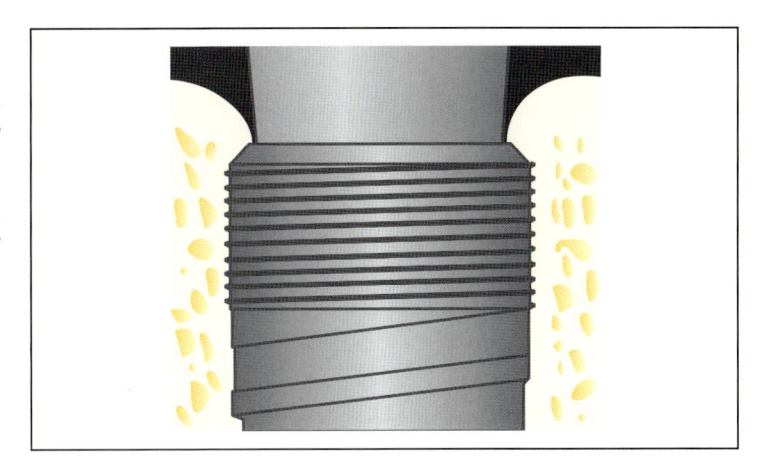

ショートインプラント

オッセオインテグレーションを長期間、支持するためのインプラント体の長さが8mm以下のインプラントを指す（European Association for Osseointegration、2004年）。RenouardとNisandは、ショートインプラント(長さ6.0～8.5mm)の成功率が94.6%であったと報告している（2005年）。（**P.47**）

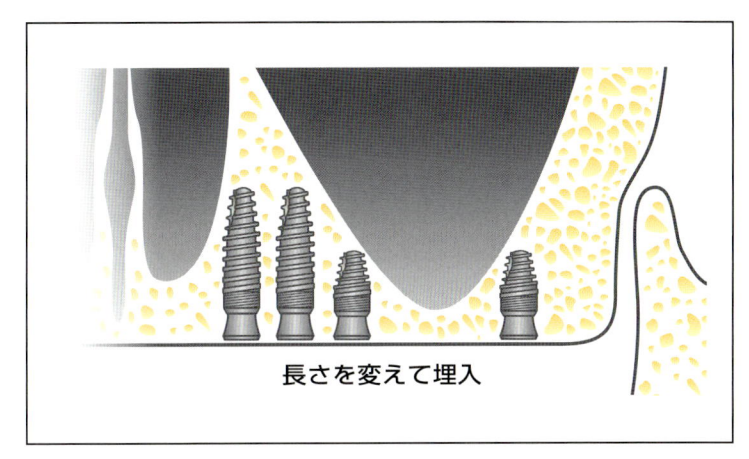

エマージェンスアングル
Emergence Angle

インプラント体プラットフォームからのアバットメントの立ち上がりを指し、またインプラントの長軸に対して粘膜貫通部のなす角度を示す。エマージェンスアングルをオーバーにしてしまうと、インプラント周囲軟組織の退縮傾向が生じる。（**P.60**）

トランジショナル
カントゥア Transitional Contour

上部構造のフィニッシュラインとエマージェンスアングルの立ち上がりとを結んだ曲線部を指す。（**P.60**）

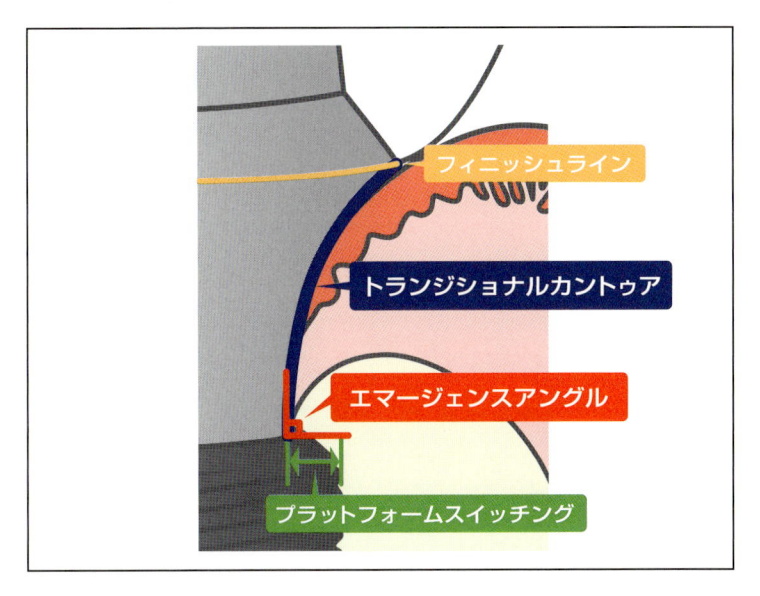

長さを変えて埋入

フィニッシュライン
トランジショナルカントゥア
エマージェンスアングル
プラットフォームスイッチング

77

あとがき

　私の学生時代（2000〜2006年）、インプラント治療に関しての講義は少なく、合併症の危険性を強調されるような、むしろ否定的な講義が多かったと思います。現在、学生実習もあるようですが、当時はインプラント治療の実習が存在しなかったため、インプラント治療の実際についてよく理解していませんでした。大学を卒業する年に歯科医師の研修医制度の義務化が始まり、母校である東京医科歯科大学で1年間の研修とさらに1年間の後期研修を終えました。研修医時代に恩師である石川高行先生と出会い、インプラント治療について興味を持つようになりました。

　これまでインプラント治療はさまざまな失敗を経て進歩してきました。それは、現在に至るまでのインプラント治療の変遷をみてもわかりますし、大学病院や現在勤務している石川歯科医院、研修医の期間に見学した多くの歯科医院でも、インプラント周囲炎を主因とするさまざまなトラブルを抱えていることがわかります。インプラント治療の臨床結果を検討した論文には、約90％ものインプラント周囲組織は感染していると報告されています。また、いまだインプラント周囲炎に対する治療法は確立されておらず、インプラント周囲炎を予防することが重要であると理解しました。

　本書のメインテーマである、インプラント周囲炎を予防するための重要なキーワードは「モーステーパージョイントインプラント」と「骨縁下埋入」です。これらを使いこなしてインプラント治療を行えば、インプラント周囲炎に極めてなりにくい状況を作ることができます。

　研修医修了後、インプラント治療のメリットはとてもよく理解できましたが、失敗した時のリスクから、初めは自分で施術するのはとても困難だと思っていました。また、実際のインプラント埋入手術や骨造成、軟組織移植などの手技を見学すると、これらの手術を行っていくことができるのだろうかと不安になりました。しかし、共著者である石川高行先生や院長である石川修二先生に一般治療や口腔外科などの基礎的な手技や、患者さんへの接し方などを細部に渡りご指導いただき、面倒なことを避けず、患者さんの希望を受け、難しいインプラント治療に取り組んで成功体験を重ねていくことで、徐々に自信を持ってインプラント治療を勧めていくことができるようになりました。これからもさらに進歩していくインプラント治療に対して研鑽に励みたいと思います。

　本書がこれからインプラント治療を始める方も含め、多くの方にご一読いただき、日常臨床の一助となれば幸いです。

2012年8月吉日

山森翔太

著者略歴

石川高行 (Takayuki Ishikawa)

1990 年　都立国立高等学校卒業
1997 年　東北大学歯学部卒業
2002 年　東京医科歯科大学 顎顔面外科学講座大学院卒業
2006 年〜東京医科歯科大学大学院 医歯学総合研究科 顎
　　　　関節咬合学講座 非常勤講師
2006 年〜医療法人修順会 石川歯科医院勤務

山森翔太 (Shota Yamamori)

2000 年　愛知県立旭野高等学校卒業
2006 年　東京医科歯科大学 歯学部卒業
2008 年〜医療法人修順会 石川歯科医院勤務

クインテッセンス出版の書籍・雑誌は、歯学書専用通販サイト『歯学書.COM』にてご購入いただけます。

PCからのアクセスは…
歯学書 検索

携帯電話からのアクセスは…
QRコードからモバイルサイトへ

こうすれば防げるインプラント周囲炎
_____

2012年10月10日　第1版第1刷発行
2013年2月10日　第1版第2刷発行

著　者　石川　高行／山森　翔太
　　　　いしかわ たかゆき　やまもり しょうた

発 行 人　佐々木　一高

発 行 所　クインテッセンス出版株式会社
　　　　　東京都文京区本郷3丁目2番6号　〒113-0033
　　　　　クイントハウスビル　電話 (03)5842-2270(代表)
　　　　　　　　　　　　　　　　　(03)5842-2272(営業部)
　　　　　　　　　　　　　　　　　(03)5842-2276(QDI編集部)
　　　　　web page address　http://www.quint-j.co.jp/

印刷・製本　サン美術印刷株式会社
_____
©2012　クインテッセンス出版株式会社　　　　禁無断転載・複写
Printed in Japan　　　　　　　　　　　落丁本・乱丁本はお取り替えします
　　　　　　　　　　　　　　　　　ISBN978-4-7812-0280-8　C3047

定価はカバーに表示してあります